は じ め に

　24日はMCI，Dementiaの治療を中心にしたセッションを多くの患者さんを治療されている先生方にお願いしてございます。また各種疾患と認知症では，てんかん，ホルモン，睡眠などとの関係について専門の先生にご講演をお願い致しております。MCIの段階での治療に関してはいろいろ議論の多いところですが，種々の抗認知症薬やサプリメントを上手に使い分けることも今後ますます重要な治療手段になると思われ，ランチョンセミナーではそのようなセッションを用意しました。

　会員の先生方はもちろんの事，これから認知症治療に取り組まれる新進気鋭の先生方，さらにMedical staffの方々には，"もの忘れ外来診療エッセンシャル"にも奮ってご参加頂きますようにご案内申し上げます。ご講演の全容をあらかじめテキストにして，講習の前後にも予習復習が可能なように配慮しましたのでご利用ください。テキストの内容は非常に充実しております。前述のように脳外科医にとって認知症の病態，治療に精通することは今後非常に重要になってくると思います。この講習を受け，テキストを座右に置き，診療に役立てることによって，日本認知症学会の専門医への道もおのずから開かれることと存じます。この内容は当然脳神経外科学会の専門医試験にも今後反映されると予想されます。唐澤先生は日本認知症学会の専門医受験の経験から合格に必要な重要事項を網羅され，教科書も提示されております。他の講師の先生方からも非常に充実したup to dateな内容のテキスト原稿をご提出戴き，ご多忙のところを大変ご迷惑をおかけして申し訳ございませんでした。この場をお借りしてお礼を申し上げるとともに深くお詫び申し上げます。

第2回 日本脳神経外科認知症学会学術総会

会 長 堀 智 勝

東京脳神経センター病院　院長

目　　次

I 脳外科医による物忘れ外来と認知症専門医試験の受験経験

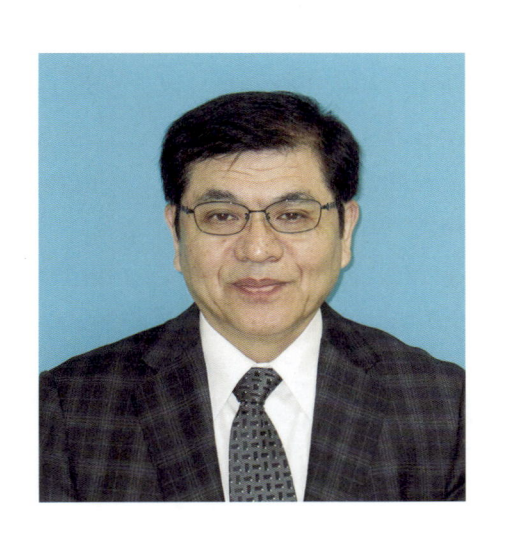

唐澤　秀治（からさわ　しゅうじ）

（初富保健病院　脳神経外科）

昭和 52 年 3 月 29 日　東京医科歯科大学医学部卒業

昭和 52 年 6 月 30 日　総合病院国保旭中央病院脳神経外科医師採用

昭和 58 年 9 月 1 日　船橋市立医療センター脳神経外科医師

平成 7 年 4 月〜平成 17 年 3 月　船橋市立医療センター脳神経外科部長

平成 13 年 9 月〜平成 20 年 3 月　昭和大学医学部脳神経外科客員教授

平成 18 年 4 月〜平成 28 年 3 月　船橋市立医療センター副院長

平成 28 年 4 月〜平成 30 年 3 月　総合病院国保旭中央病院脳神経疾患センター長

平成 30 年 4 月〜　初富保健病院院長

は　じ　め　に

　脳神経外科医が外来で認知症の診療を行う場合，「頭痛，めまい，しびれ」といった患者の主訴に「物忘れ」が加わることになる。クモ膜下出血などの急性疾患に神経変性疾患が加わることによって，限られた診療時間の中で，特に情報収集において工夫が必要となる。演者は，2009 年から 2015 年まで，船橋市立医療センターの脳神経外科外来で「かかりつけ医支援型メモリークリニック」を運営してきた。必要十分な情報を短時間で入手するために，次のような「認知症スピード診療ツール」を開発した：物忘れスピード問診票，物忘れ FAST 問診票，物忘れ CDR 問診票，AD・MCI 問診票，VaD・VaMCI 問診票，DLB 問診票，bvFTD 問診票，意味性認知症（SD）評価表，高次脳機能障害問診票（参考文献 1 〜 12）。これらのほとんどは，千葉県医師会のホームページに掲載されている（千葉県医師会 HP ＞ 医療関係者の皆様へ ＞ 在宅医療・介護 ＞ 認知症関連 ＞ 認知症スピードスクリーニング・ツールについて）。本講演ではこれらのツールの使い方を紹介する。

　また，演者は 2017 年に日本認知症学会の専門医試験を受験した。受験直後に，出題された問題のキーワードをメモし，日本認知症学会編集の「認知症テキストブック」の内容と比較検討した。このような方法で 2017 年の出題傾向を分析した結果，「この専門医試験に合格するためには，脳神経外科医が持っている知識はほとんど役に立たない」ことが判明した。日本脳神経外科認知症学会の会員の中で，今年またはそれ以降に専門医試験受験を予定している先生方もいると思われる。「認知症専門医に求められる知識とは何か（要点と 2017 年の出題）」について私見を述べる。

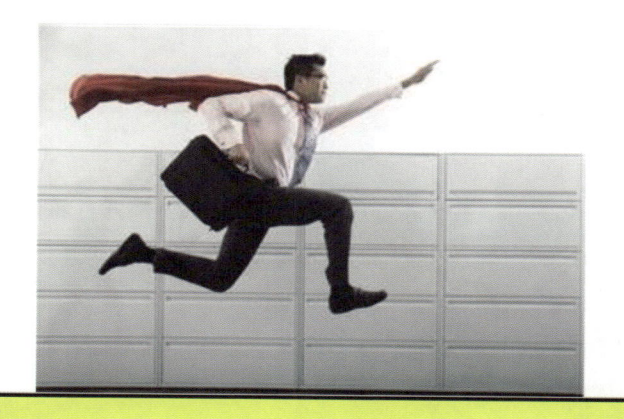

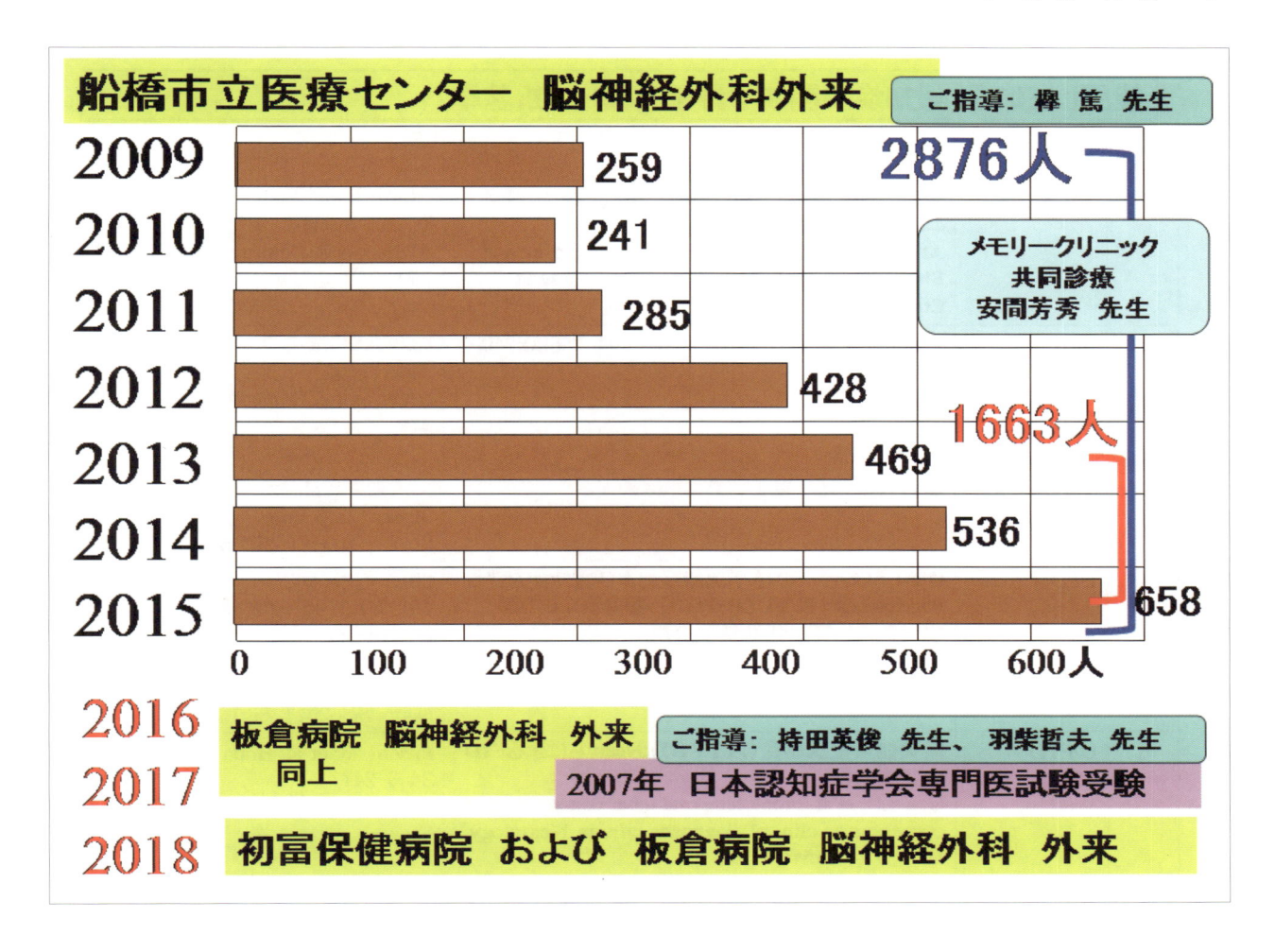

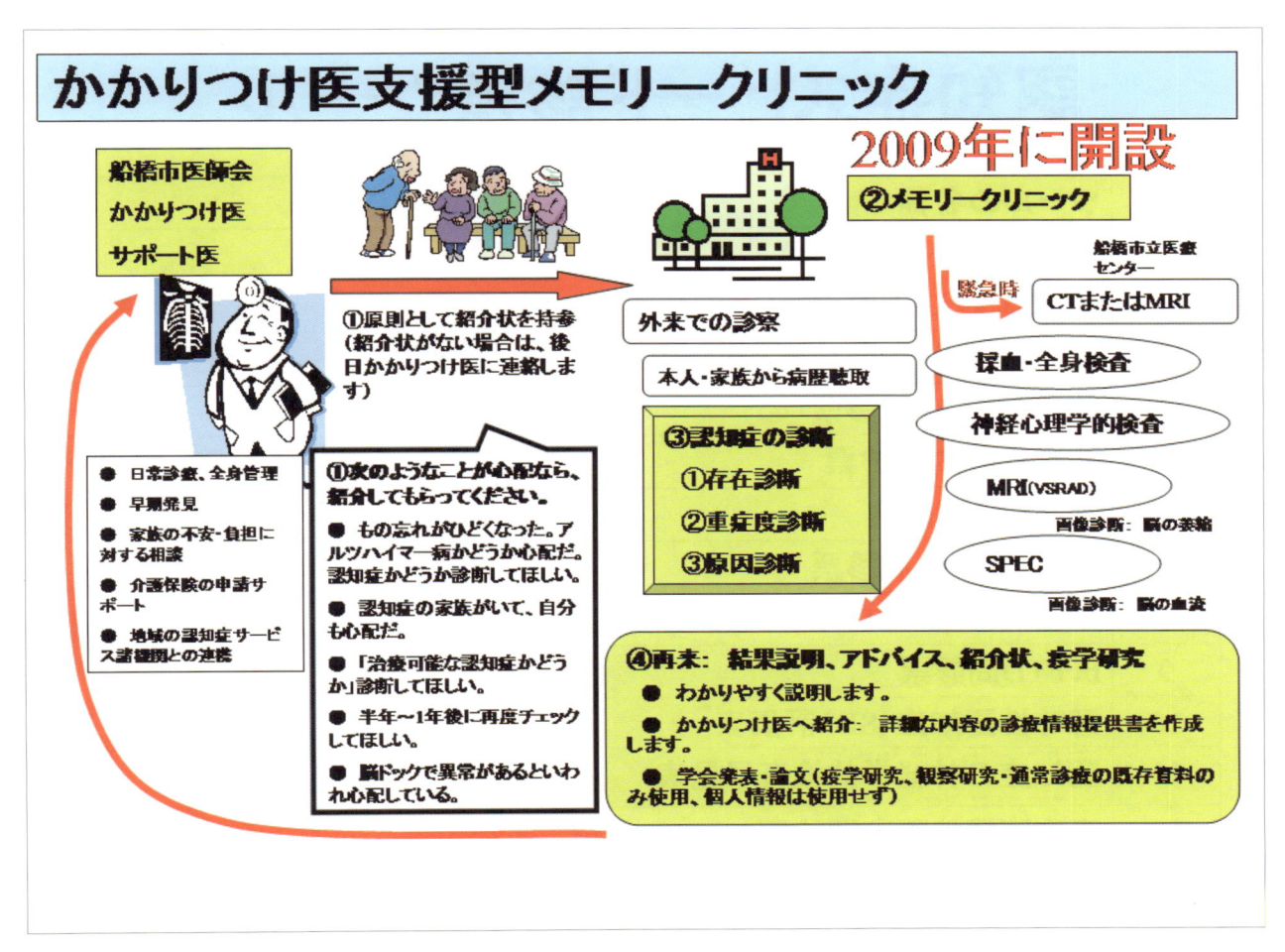

使用している「認知症に関する評価基準・診断基準」

	項目	2010–	2012–
1	AD, MCI	米国精神医学会による精神疾患の診断・統計マニュアル改訂第4版（DSM-Ⅳ） American Psychiatric Association. Diagnostic and Statistical Manual of Mental Disorders. Fourth Edition. 1994	NIA-AA criteria Mckhann et al. Alzheimer & Dementia. 7(2011) 263-269
2	MCI	Winblad B, et al. J Intern Med. 2004; 256(3):240-246	NIA-AA criteria Albert et al. Alzheimer & Dementia. 7(2011) 270-279
3	VaD	血管性認知症（以下VD）：DSM-Ⅳ	Gorelick et al. Stroke　日本語版 Stroke 2011;42:2672-2713
4	DLB	DSM-Ⅳ,レビー小体型認知症および認知症を伴うParkinson病（以下DLB・PDD）：第3回DLB国際ワークショップ診断基準改訂版 McKeith at al. Neurology 2005, 65:1863-187	2012〜左に同じ 注：2017/06/07改訂 Fourth consensus report of the DLB Consortium McKeith at al. Neurology 2017, 89:1-13
5	bvFTD	前頭側頭型認知症（以下FTD）:Nearyらによる FTDの診断基準 Neary D, et al. Frontotemporal lobar degeneration: a consensus on clinical diagnostic criteria. Neurology. 1998; 51(6): 1546-1554.	Rascovsky et al. Brain 2011: 134: 2456-2477

認知症スピード診療ツール

No.	ツールの名称
1	物忘れスピード問診票
2	物忘れスピード鑑別表
3	物忘れスピード問診票と鑑別表の使い方
4	物忘れFAST問診票
5	物忘れCDR問診票
6	AD・MCI問診票
7	VaD・VaMCI問診票
8	DLB問診票：2017年7月改訂
9	bvFTD問診票
10	意味性認知症（SD）評価表
11	認知症の神経学的検査早見表
12	高次脳機能障害問診票

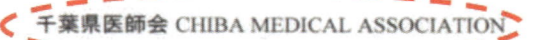

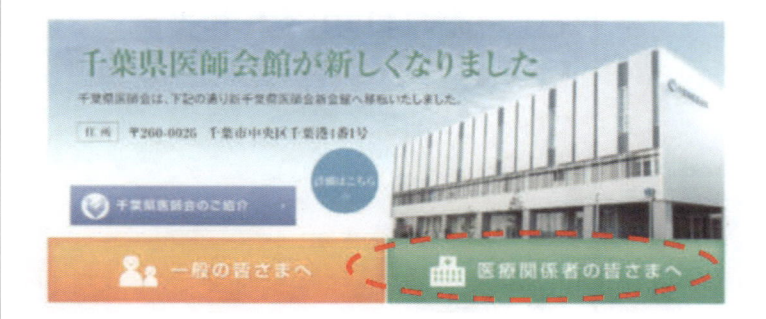

＞地域包括ケア　　＞関連様式集

認知症スピードスクリーニングツールについて

プライマリ・ケアで役にたつ「認知症スピードスクリーニング・ツール」

使い方は簡単です　診療時間も短縮できます　外来が楽しくなります

著者および所属
唐澤秀治＊、土居良康＊＊、山本伸一＊＊、安間芳秀＊＊
船橋市立医療センター脳神経外科（現：総合病院国保旭中央病院　脳神経外科）＊
船橋市医師会＊＊

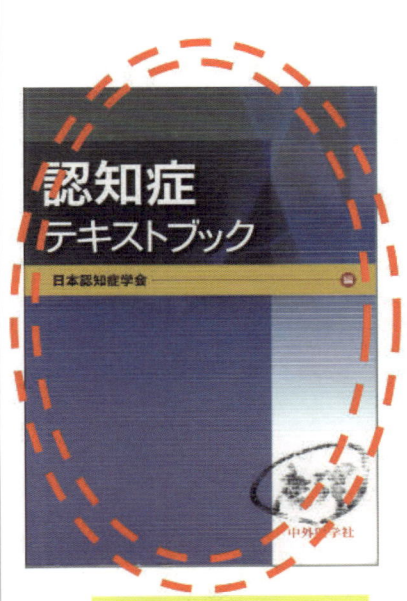

初版　2008

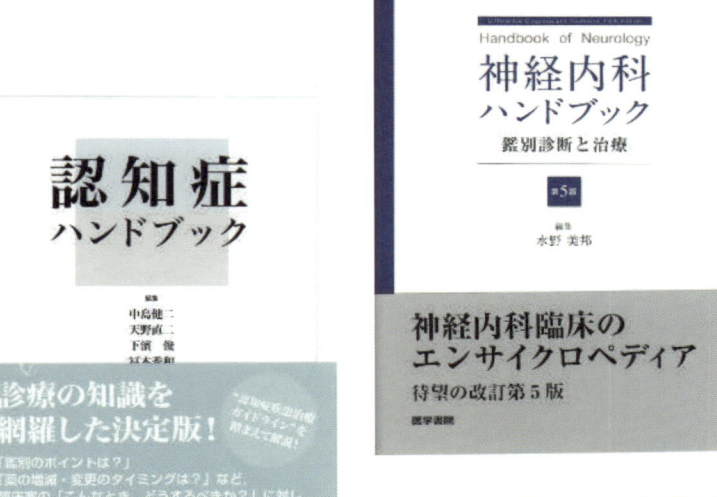

改訂第5版 2016

初版 2013

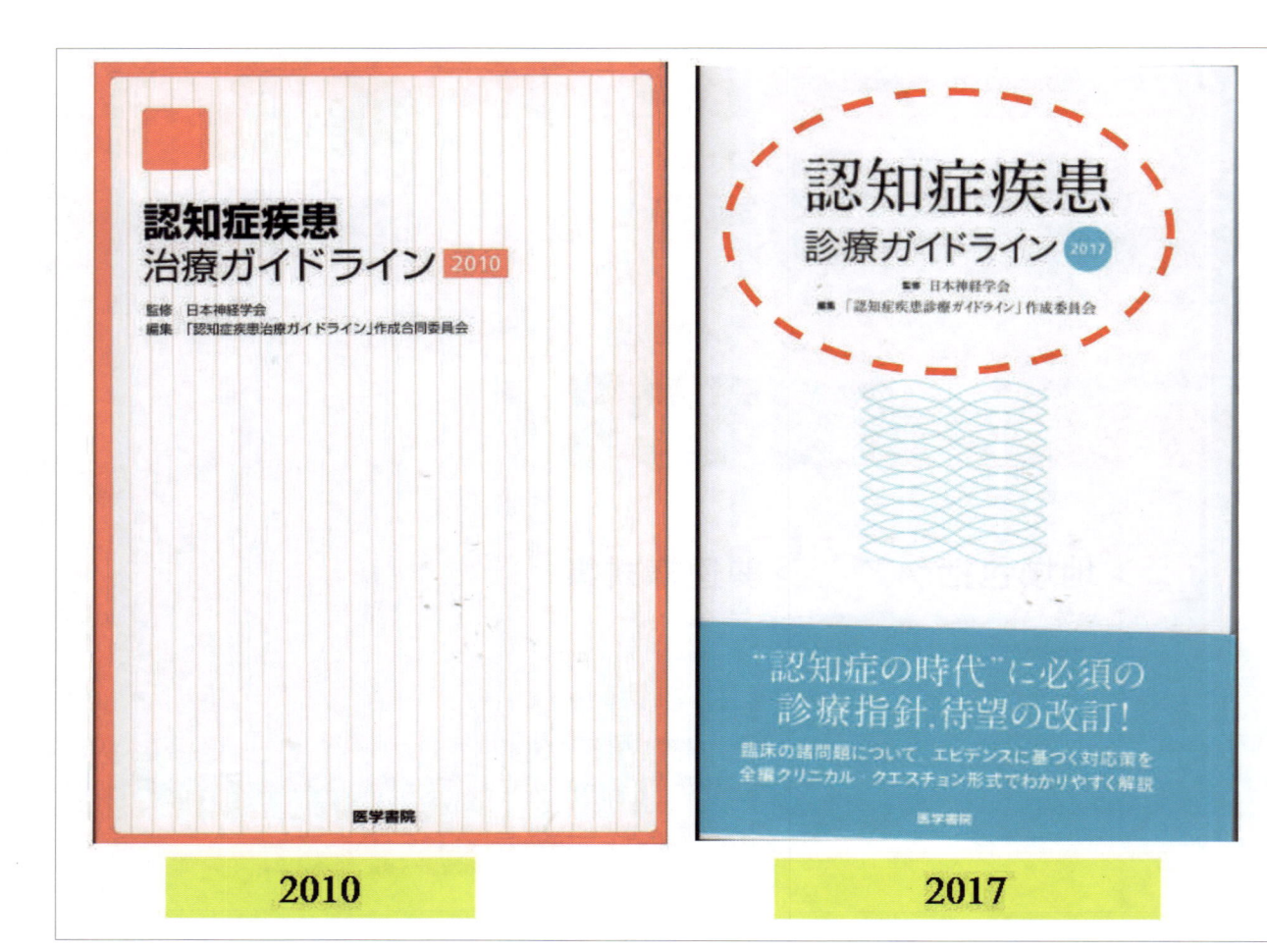

2010

2017

物忘れスピード問診票

記載： 20（　　　）年（　　　）月（　　　）日

患者さんのお名前	（　　　　　　　　　　　　　　）	（　　　　　）歳	□男性、□女性
記載者	□ご本人	□配偶者の方、□息子さん、□娘さん、□お嫁さん、□その他の方	

【1】 症状チェック： 該当する□に印をつけてください（例：☑ ）

1 記憶 軽	□	人の名前や言葉がすぐに出てこない。「あれあれ、それそれ」が多くなった。	11 言語 l	□	込み入った話やテレビドラマの筋が理解できなくなった。	21 精神	□	無関心（例：□今まで好きだったことに無関心。□無気力。□社交性がなくなった。）
2 記憶 軽	□	日付や曜日を一日に何度も確認する。	12 言語 l	□	話のつじつまが合わない。自分の言いたいことが分からなくなる。	22 精神	□	不安、不眠（例：□不安になる、□気がめいる、□夜、眠れない。）
3 記憶 軽	□	最近のことを思い出せない。（例：□何をしに来たのか、□どこに置いたのか）	13 行為 遂行	□	慣れている作業（趣味・日課）がうまくできなくなった。	23 精神	□	被害者意識（例：□被害者意識が強くなった。□物が見当たらないと盗まれたと思う。）
4 記憶 中	□	行うべきことを忘れる。（例：□薬の飲み忘れ □火・電気の消し忘れ □蛇口の閉め忘れ）	14 行為 遂行	□	お金を使っての買い物ができなくなった。	24 精神 F	□	性格が変わった（例：□怒りっぽい、□落ち着きがない、□遠慮がない、□独り言を続ける、□興奮しやすい。）
5 記憶 中	□	よく知っている人（家族や友人）の名前が出てこないことがある。	15 行為 遂行	□	一人で乗り物を利用して外出することが難しくなった。	25 精神 L	□	幻覚（例：□実際にはない物や人が見える:幻視、□音・声が聞こえる:幻聴）
6 記憶 中	□	約束の時間・場所などを間違える。	16 行為 遂行	□	今までできた一連の動作ができない。（例□料理、□洗濯、□薬の管理、□お金の管理、□年賀状作成）	26 行動	□	身だしなみ・排尿の件（例：□身だしなみを気にしない。□何日も入浴しない。□排尿・排便の失敗。□ゴミを捨てない。）
7 記憶 中	□	一度に二つのことを覚えられない。	17 行為 遂行	□	使いなれた道具・器械が使えない。（例：□リモコン、□携帯電話、□パソコン、□メール、□爪切り）	27 行動	□	屋内・屋外を一人で歩き回る（うろうろする）。
8 記憶 重	□	すぐに忘れる。（例：□同じことを何度も言ったり聞いたりする。□30分後には忘れている。□同じ物を毎回買う。）	18 判断	□	判断力の低下、だまされやすくなった。（例：□振り込め詐欺・受け取り詐欺など、□高額な買い物）	28 行動 F	□	同じ行為とこだわり（例：□日常生活で同じ行為を繰り返す。□ある事柄にこだわる。）
9 記憶 重	□	今いる場所が、分からなくなることがある。	19 行為 認知 r	□	服の前後や上下を間違える。頭や腕を通すところがわからない。	29 他	□	睡眠のリズムの障害： 昼夜逆転
10 記憶 重	□	家族や親しい人の顔が分からなくなった。	20 認知 r	□	知っているはずの道に迷うことがある。	30 他 L	□	歩行障害（例：□歩き方が変になった。□転倒しやすい。□意識を失うことがある。）

【2】 進行パターンチェック （□にチェック☑、（　　）内に数字）

脳の病気（脳梗塞、脳出血、くも膜下出血など）になったことはありますか⇒□ ない、 □ 1回ある、 □ 2回以上ある

物忘れが始まったのはいつ頃ですか⇒（　　　）年前、（　　　）カ月前、（　　　）週前、（　　　）日前

進行は次の図のどれに該当しますか⇒（□A、□B、□C、□D、□E、□F）に該当する。□該当するものはない。

【A】半年から1年間、ほとんど変化なし（またはきわめて徐々に進行）

【B】半年から1年間、ゆっくり進行

【C】半年から1年間ゆっくり進行していたが、最近急激に悪化

【D】半年から1年間、波状または階段状に悪化

【E】数日または数週前から、急激に発症し悪化

【F】悪化し、その後改善、またはその繰り返し。

物忘れスピード鑑別表（8種類の代表的パターン）　　注：◎は各代表的パターン内で頻度が非常に多い進行パターン、○は頻度の多い進行パターン

①加齢による物忘れのパターン

症状		
記憶障害	記憶障害以外の中核症状	BPSD等
1〜10　軽度　中等度はあっても1項目	11〜20	21〜30

進行					
◎	○				
A	B	C	D	E	F

②軽度認知障害のパターン

症状		
記憶障害	記憶障害以外の中核症状	BPSD等
1〜10　中等度	11〜20	21〜30

進行					
◎	○				
A	B	C	D	E	F

③アルツハイマー型認知症のパターン

症状		
記憶障害	記憶障害以外の中核症状	BPSD等
1〜10　中〜重度　中が2以上,重が1以上	11〜20　1項目以上	21〜30　有りまたは無し

進行					
◎	○				
A	B	C	D	E	F

④血管性認知症のパターン

症状		
記憶障害	記憶障害以外の中核症状	BPSD等
1〜10　中〜重度　中が2以上,重が1以上	11〜20　1項目以上	21〜30　有りまたは無し

進行（脳血管障害の既往有り）					
◎	◎	○			
A	B	C	D	E	F

⑤レビー小体型認知症のパターン

症状		
記憶障害	記憶障害以外の中核症状	BPSD等
1〜10　中〜重度　中が2以上,重が1以上	11〜20　1項目以上	21〜30　25　30

進行					
	◎	◎	○		
A	B	C	D	E	F

⑥前頭側頭型認知症のパターン

症状		
記憶障害	記憶障害以外の中核症状	BPSD等
1〜10　中〜重度　中が2以上,重が1以上	11〜20　1項目以上	21〜30　24　28

進行					
◎	◎	○			
A	B	C	D	E	F

⑦うつ病などの偽性認知症のパターン

症状		
記憶障害	記憶障害以外の中核症状	BPSD等
1〜10　有りまたは無し	11〜20　2項目以下	21〜30　精神症状が3項目以上

進行					
◎	◎	◎	○	◎	○
A	B	C	D	E	F

⑧急性疾患のパターン

症状		
記憶障害	記憶障害以外の中核症状	BPSD等
1〜10　軽度　中等度　重度	11〜20　有りまたは無し	21〜30　有りまたは無し

進行					
				◎	
A	B	C	D	E	F

物忘れスピード問診票と鑑別表の使い方

1）スピード問診票の構成	（1）症状チェック、進行パターンチェック	問診票は、【1】症状チェック欄および【2】進行パターンチェック欄から構成されており、患者本人および付き添い者（家族、ケアマネジャーなど）が記載する。症状チェックは、左側の列、中央の列、右側の列から構成されている。
	（2）認知症の中核症状	【1】症状チェックの左側の列のNo.1-10は、認知症の主な中核症状である記憶障害の症状であり、記憶障害の程度を上段から下段に軽度・中等度・重度の順に並べてある。 　中央の列のNo.11-20は記憶障害以外の中核症状（言語、行為、認知、遂行、判断などの症状）であり、No.11, 12は主に左大脳半球の症状、No.19, 20は主に右大脳半球の症状である。
	（3）認知症の行動・心理症状（BPSD）	右側の列のNo.21-30は行動・心理症状（精神症状、行動上の障害）およびその他の症状である。No.24,28は前頭側頭型認知症に関連し、No.25,30はレビー小体型認知症に関連する。
	（4）進行パターン	6種類の進行パターンが図示されている。このうち、【A】は加齢による物忘れ、【B】および【C】はアルツハイマー型認知症、【D】は波状または階段状に悪化する疾患、【E】は脳血管障害の急性期・せん妄の急性期、【F】は急性疾患やせん妄からの回復期・一過性全健忘・悪化と回復を繰り返す疾患を示唆するものである。
2）スピード鑑別表によるスピードスクリーニング（8種類の代表的パターン）	① 加齢による物忘れのパターン	記憶障害が軽く、中等度の記憶障害はあっても1項目。進行パターンは【A】または【B】。
	② 軽度認知障害のパターン	①（加齢による物忘れのパターン）より障害が強いが、③（アルツハイマー型認知症のパターン）の基準を満たさないもの。
	③ アルツハイマー型認知症のパターン	中等度の記憶障害が2項目以上または重度が1項目以上で、記憶障害以外の中核症状が1項目以上。進行パターンが【B】または【C】。このパターンをとり、No.1, 5, 8を含む場合には、意味性認知症の可能性もある。また、正常圧水頭症も③のパターンになることが多い。
	④ 血管性認知症のパターン	③アルツハイマー型認知症のパターンをとり、かつ脳血管障害の既往があるもの。
	⑤ レビー小体型認知症のパターン	③アルツハイマー型認知症のパターンをとり、かつNo.25幻覚とNo.30歩行障害を含むもの。また、No.29睡眠のリズムの障害を訴えることも多い。★注1
	⑥ 前頭側頭型認知症のパターン	③アルツハイマー型認知症のパターンをとり、かつNo.24性格変化とNo.28常同行動を含むもの。特に65歳以前に発症した場合は強く疑う。★注2
	⑦ うつ病などの偽性認知症のパターン	精神症状が3項目以上でNo.11-20の中核症状が2項目以下で、65歳未満の場合は強く疑う。進行パターンは【A】～から【F】のいずれのパターンもとりうる。
	⑧ 急性疾患のパターン	進行パターンが【E】。
	⑨ 8パターンに該当しない	上記8種類の代表的パターンに該当しない。

★注1：　アルツハイマー型認知症でもこの⑤のパターンをとることがあるので、幻覚と歩行障害を認めた場合には、アルツハイマー型とレビー小体型の両者を疑うのが妥当。
★注2　大脳皮質基底核変性症や進行性核上性麻痺は、前頭側頭型認知症の像を呈することがある。性格変化と常同行動の両者を認めた場合、75歳以上ならアルツハイマー型,75歳未満なら前頭側頭型または偽性認知症を疑うのが妥当。

物忘れFAST問診票

該当する四角（□）をチェックしてください（☑）。

記載年月日
20（　　　）年（　　　）月（　　　）日

患者さんのお名前		記載者：　□ ご本人、　　□ 配偶者の方 □ 息子さん、　□ 娘さん、　　□ お嫁さん □ 入所施設の方、　□ ケアマネさん、　□ その他の方

ステージ	問診内容		回答A	回答B
stage 1 （正常）	5-10年前と比べ、仕事や社会生活は正常ですか？			□ 仕事も社会生活も正常。　□ 仕事は退職、社会生活は正常。 □ 正常とは言えない【↓：stage2以下】
stage2 （相応）	右のような物忘れをすることがありますか？		□ ない	□ 人や物の名前がでにくい。　□ 物を置き忘れることがある。 □ 約束を忘れることがある。
	このような物忘れは「年齢相応」だと思いますか？			□ 年齢相応だと思う。 □ 年齢よりもはげしいと思う。【↓：stage3以下】
stage 3 （境界）	仕事を続けている場合：問題なくできますか？		□ 問題なくできる	□ 支障をきたすことがある。 □ 今まで問題なくこなしてきたが、今回初めて失敗した。
	重要な約束を忘れることはありますか？		□ ない	□ 忘れることがある。（例：病院の予約、待ち合わせ） □ 重要な約束を忘れたのは、今回が初めて。
	初めての土地への一人旅はできますか？		□ できる	□ むずかしいと思う。
stage 4 （軽ア）	段取りや調整が必要な仕事はできますか？（例：会合の企画、資産管理・家計管理、夕食の準備）		□ 適切にできる	□ 支障をきたすことがある。（例：会合を企画したが問題が発生） □ 資産管理・家計管理で支障をきたすようになった。 □ 夕食の献立・買い出し・準備・調理・配膳などで間違いが発生。 □ このような複雑な仕事は全く不可能。【↓：stage 5以下】
	一人で買い物をすることはできますか？		□ 適切にできる	□ 支障がある（不必要な買い物、お金の勘定ができない。） □ 一人で買い物をすることは不可能。【↓：stage 5以下】
stage 5 （中ア）	運転免許証について			□ 無し、　□ 有り、　□ 取得していたが返納した。
	自動車を安全に運転することはできますか？		□ できる	□ できない（□アクセルとブレーキの間違い、□不適切なスピード、□信号無視、□車をぶつけやすくなった。□今回事故を起こした。）
	一人で行き慣れた所へ外出することはできますか？		□ できる	□ むずかしい。（バス、電車に乗れない。タクシーが使えない。） □ 外出したが、迷子になった。
	服装の選び方は適切ですか？		□ 適切	□ 服装が季節に合っていない。場所・状況に合っていない。 □ 服装のコーディネート（組み合わせ、色）が悪くなった。
	家庭内の生活で支障をきたすことはありますか？		□ ない	□ 時計が読めなくなった。手紙が書けない。電話が使えない。 □ 入浴することを忘れてしまう。薬を飲み忘れることが多くなった。 □ 整理整頓ができない、部屋が散らかる。（軽い場合は↑stage 4） □ 感情・行動・睡眠の障害。（大声をあげる、動き回る、昼夜逆転） □ 日常生活で介助・声掛け・励まし・説得が必要
stage 6 （や高）	着衣・衛生について、該当する症状があれば、チェックしてください。	6-a）着衣・履物（はきもの）が不適切		□ 着衣が不適切（例：寝まきの上に普段着を着てしまう） □ 着衣操作ができない。（靴ひも、ネクタイ、ボタン、ファスナー） □ 履物のはき方（左右）、はく場所（家の中・外）が不適切
		6-b）入浴が適切にできない		□ お湯の温度・量の調節ができない。 □ 浴槽に入ったり出たりができない。体を洗えない、拭けない。 □ 入浴を怖がる。入浴したがらない。
		6-C）トイレで後始末ができない		□ トイレの水を流せない（流す方法がわからない） □ 排便の後、きちんと拭けない、拭くのを忘れる。 □ 済ませた後に服を直せない。
		6-d）尿失禁		□ 尿失禁の回数が多い。　□ ほとんど失禁状態
		6-e）便失禁		□ 便失禁の回数が多い。　□ ほとんど失禁状態
stage 7 （高ア）	言語・歩行・意識について、該当する症状があれば、チェックしてください。	7-a）言語機能の低下		□ 発語量が少なくなり、話し言葉がとぎれる。【↑：stage 4, 5】 □ 完全な文章を話せない。【↑：stage 6】 □ 単語あるいは短い文節のみ。　使用する言葉の数が約6語以内（例：はい、痛い、ありがとう、だめ、いやだ）。
		7-b）言語機能の喪失		□ 他人が理解できる発語はただ一つ、または一つもない。
		7-c）歩行能力の喪失		□ 自力で歩行することができない。
		7-d）着座能力の喪失		□ 座っている姿勢がくずれても自力では直せない。
		7-e）笑う能力の喪失		□ 笑うことはまれ、または全くない。
		7-f）混迷・昏睡（閉眼状態が持続）		□ 閉眼状態。呼びかけると、返事をする、または開眼する。 □ 閉眼状態。呼びかけても、返事も開眼もしない。

AD・MCI問診票

網かけ部分（担当医が記載）を除き、該当する四角（□）をチェックしてください（☑）。

記載年月日
20（　　　　）年（　　　　）月（　　　　）日

患者さんの お名前		記載者：　　□　ご本人、　　　□　配偶者の方 　　□　息子さん、　□　娘さん、　　　□　お嫁さん 　　□　入所施設の方、□　ケアマネさん、□　その他の方

ア、認知症（dementia）かどうか、軽度認知障害（MCI）かどうか

認知症の診断基準（原因のいかんを問わない）：core clinical criteria 右の1.2.3.4.5.のすべてを満たす。 【注】MCIのcore clinical criteriaは、1.が「2つ以上★」ではなく「1つ以上」、2.が「支障がある★」ではなく「支障がない」。3.4.5.も満たすこと。	□　1.　認知機能の障害（【a】～【d】）と行動の障害（【e】）のうち2つ以上★を認める。		判定欄
	□【a】記憶機能の障害：新しいことを記憶し、それを思い出すことができない。	□　同じ質問を繰り返す。同じ話を繰り返す。 □　身の回りの物を置き忘れる。 □　出来事や約束事を忘れてしまう。 □　慣れた道に迷う。	□　認知症である □　MCIである □　どちらにも該当しない
	□【b】実行機能の障害：複雑な仕事において、段取りや調整ができない。	□　安全か危険かの判断ができない。 □　家計の管理ができない。 □　意思決定能力が低下した。 □　複雑で連続する仕事を計画することができない。	□　アルツハイマー病による認知症（AD dementia）である ⇒ □　probable AD dementia □　possible AD dementia
	□【c】視覚空間機能の障害：目で物を見ても、それが何なのか（意味や使い方）がわからない。	□　人の顔を見ても誰なのかがわからない。 □　物を見ても何なのかがわからない。 □　探し物を見つけられない。時間がかかる。 □　使い慣れた器械・道具がうまく使えない。 □　着衣がきちんとできない。	⇒subtypeは □　amnestic AD dementia □　non-a. AD d.
	□【d】言語機能の障害	□　話すとき、適当な言葉が出てこない。口ごもる。 □　話す・読む・書くことで間違える。	
	上記【a】～【d】のうち、最初に出現し最も目立つ障害はどれですか？ □　【a】、□　【b】、□　【c】、□　【d】		
	□【e】性格や態度の変化	□　気分の変動、　□　意欲の低下 □　人間関係や社会参加を避けて、ひきこもる。 □　関心がなくなる。共感しない。同情しない。、 □　異常なまでのこだわり。しないではいられない。 □　他人の迷惑になる社会的に不適切な行動	□　MCIである ⇒ □　MCI due to ADである ⇒subtypeは □　amnestic single □　amnestic mult. □　non-a. single □　non-a. mult.
	□　2.　日常生活において、上記【a】～【e】による支障がある★。		
	□　3.　認知機能および行動のレベルは、以前よりも低下している。		
	□　4.　せん妄または大うつ病ではない。		
	□　5.　上記【a】～【e】の評価・確認方法：病歴の聴取・客観的な評価（MMSEなど）：【注意】各種の認知機能テストにおけるMCIのスコアは正常高齢者の−1～1.5標準偏差であるが、これはカットオフスコアではない。MMSE 23/24も目安と考えること。		

イ、アルツハイマー病による認知症（AD dementia）かどうか、probable AD dementia または possible AD dementia
probable（可能性が高い、ほぼ確実）、possible（可能性がある、疑い）

probable AD dementiaの診断基準：core clinical criteria 右のA.B.C.D.のすべてを満たす。 【注】MCI due to ADのcore clinical criteriaは、C.の下線部★が除かれる。	□　A. 発症様式	□　数か月以上かけて、いつとはなしに発症。突然発症ではない。	
	□　B. 明らかに悪化	□　認知機能は明らかに悪化している。（病歴報告および医師の観察）	
	□　C. 初発かつ最も目立つ認知機能障害が【a】なのかそれとも【b】【c】【d】かにより、subtypeを決定する。	□　記憶障害型（amnestic）最も目立つ障害は【a】。<u>これ以外に【b】、【c】、【d】、【e】の少なくとも一つがある★</u>。	□　記憶障害型で単一領域（single domain） □　記憶障害型で複数領域（multiple d.）
		□　非記憶障害型（nonamnestic）最も目立つ障害は、【b】【c】【d】のどれかである。それ以外に少なくとも一つの障害がある★。	□　非記憶障害型で単一領域（s. d.） □　非記憶障害型で複数領域（m. d.）
	□　D. 認知機能障害をきたす他の疾患・病態が除外されていること 　□　（ア）重い脳血管疾患がない：　例①認知機能障害の発症と悪化に関係する脳卒中、 　　　　　②多発性または広範な脳梗塞の存在、③重度の大脳白質の虚血性病変 　□　（イ）DLBの中核症状がない。（注意・覚醒の変動、ありありとした動きを伴う幻視、パーキンソニズム） 　□　（ウ）行動異常型FTDの特徴がない。 　　　　　（脱抑制行動、意欲低下、同情・共感の喪失、常同行動、過食・食行動の変化） 　□　（エ）意味性認知症、進行性非流暢性失語ではない。 　□　（オ）他の神経疾患の合併、他の非神経疾患の合併、認知機能に影響する薬剤の使用がない。		
possible AD dementiaの診断基準：core clinical criteria　右のどちらかに該当。	□　非典型的な経過の場合：　①発症が突然であった。または、②認知機能の低下が進行性であることを十分に確認できない。		
	□　他の原因が混合している：上記D.の（ア）～（オ）が除外できない		

【注】90歳以上における認知機能障害の基準は、現在のところ明確ではない。

DLB問診票　網かけ部分（担当医が記載）を除き、該当する四角（□）をチェックしてください（☑）。			記載年月日　20（　　　）年（　　　）月（　　　）日	
患者さんのお名前			記載者：□ ご本人、□ 配偶者の方、□ 息子さん、□ 娘さん、□ お嫁さん、□ 入所施設の方、□ ケアマネさん、□ その他の方	

1、必須要件 (essential requirement)	□ 認知機能が進行性に低下し、社会生活や職業や日常の家庭生活で支障をきたす（記憶障害は初期には目立たない）	注意の障害	□ 注意力・集中力が低下。
		実行機能の障害	□ 段取りや調整が必要な仕事で支障をきたす。
		□ 目で物を見ても、意味や使い方がわからない	□ 使い慣れた器械・道具がうまく使えない。 □ 着衣がきちんとできない。

2、中核症状 (core clinical features) 必須＋中核症状2つ以上⇒probable 必須＋中核症状1つ＋IB1つ以上⇒probable 必須＋中核症状1つ、IBなし⇒possible 必須＋中核症状なし＋IB1つ以上⇒possible	(a) 注意・覚醒のレベルが①良い時と②悪い時があって変動する	□ 右のような「②悪い時」が認められる	□ 昼間なのに眠そうでうとうとしている □ 昼寝を2時間以上してしまう □ 空（くう）をじっと見つめている □ 会話が支離滅裂になる
	(b) 具体的な内容ではっきりと見える幻視が繰り返し起こる （ありありとした動きを伴う幻視、夕方から夜に出現しやすい）	□ 動物に関する幻視	□ 犬や猫、□ ネズミやヘビ、□虫、□ その他
			□ ○○にいる。　□ ○○を動きまわる。
		□ 人に関する幻視	□ 知らない人、□ 死んだ人、□ 子供・こびと
			□ 入ってくる。　□ 話かけてくる。　□ 動きまわる。
		□ まわりの状況に関する幻視	□ 床に水たまり。　□ あたり一面が花畑。 □ 物が吸い込まれていく。　□ 光線が飛んでくる。
		□ 気配、見間違い、変形	□ 気配を感じる（背後に人。誰かに見られている。） □ 見間違い（ゴミ⇒虫、物⇒動物、模様⇒人の顔） □ 変形したように見える（波打つ、傾く、ゆがむ。）
	(c) レム睡眠行動異常		□ 睡眠中に、怖い夢を見たり、大声をたてたり、暴れたりする。 □ 寝ぼけて起き出して歩きまわる、外に出て行こうとする。
	(d) 誘因がはっきりしないパーキンソニズム（薬剤によるものではない、脳血管障害によるものではない）（3つの主要症状のうち、1つ以上）	パーキンソン症状の主要症状	□ 動作が小さくなった、遅くなった。 □ じっとしていると手足がふるえる。 □ 首や手足の筋肉がこわばり、動かしにくい。
		歩行：□ 一歩が出にくい、□ すり足・小刻み歩行、□ 前傾姿勢 　　　□ 片方の腕をあまり動かさない、□ 前方や後方に転倒しやすい 歩行以外：□ 表情が乏しくなった、□ 喜怒哀楽が減った 　　　□ 字が小さくなった、□ 声が小さくなった	

3、臨床的な支持所見 (supportive clinical features)	(a) 向精神薬による重い副作用	□ 向精神薬で副作用（幻視・妄想などが悪化した。パーキンソン症状が悪化した。動けなくなった。食べられなくなった。） □ 市販の胃腸薬や風邪薬を服用したら、具合が悪くなった。
	(b) 姿勢が不安定	□ 姿勢が不安定（ふらふらする）
	(c) 繰り返す転倒	□ 何回も転倒した
	(d) 失神または無反応	□ 失神した、□ 一過性に反応がなくなった
	(e) 重度の自律神経障害	□ がんこな便秘、□ 起立時にめまい・ふらつき、□ 尿漏れ・尿失禁
	(f) 過眠	□ 睡眠は十分のはずだが、日中に眠くなり、眠ってしまう。
	(g) 嗅覚減退	□ 臭いがわかりにくくなった、わからなくなった。
	(h) 幻視以外の幻覚	□ 聞こえないはずの声・音が聞こえる。
	(f) 幻視が妄想（思い込み）に発展	□ 知らない人が家に入ってきた⇒物を盗んでいった。 □ 男が座っている⇒財産をねらっている。
	(i) アパシー、心配、抑うつ状態	□ 無気力、無関心、□ 心配、□ 抑うつ状態（気分がふさぎ込み、悲観的で、憂うつな状態）

4、中核症状に相当するバイオマーカー(*IB)	(a) DAT	□ SPECTまたはPET：基底核でドパミン・トランスポーターの摂取率が低い
	(b) MIBG	□ MIBG心筋シンチグラフィー：取り込み低下
	(c) PSG	□ 睡眠ポリグラフ検査で：筋力低下のないレム睡眠

5、支持所見に相当するバイオマーカー(**SB)	(a) CT/MRI	□ 内側側頭葉の構造が比較的保たれている
	(b) SPECT/PET	□ 後頭葉で低集積、FDG-PETでcingulate island sign
	(c) 脳波	□ 周期的に変動する後部徐波

判定欄

□ probable DLBである
□ possible DLBである
□ どちらにも該当しない

【注】probable（可能性が高い、ほぼ確実）、possible（可能性がある、疑い）
*IB: indicative biomarkers, **SB: supportive biomarkers
参考：Fourth consensus report of the DLB Consortium, McKeith et al.（Neurol 89:1-13, 2017）

bvFTD問診票 網かけ部分（担当医が記載）を除き、該当する四角（□）をチェックしてください（☑）。

記載年月日　20（　　　）年（　　　）月（　　　）日

患者さんの お名前			記載者：□ 配偶者の方、□ 息子さん、□ 娘さん、□ お嫁さん　　□ 入所施設の方、□ ケアマネさん、□ その他の方
Ⅰ、神経変性疾患（必須）	病歴から認知機能および／または行動は進行性に悪化している	CDR	□ 0、□ 0.5、□ 1、□ 2、□ 3
		上記の認知機能の障害	□ 進行性である
		下のA〜E行動の障害	□ 進行性である
Ⅱ、possible bvFTD A〜Fのうち3つ以上の存在が必要 （A〜Eは、1.2.(3.)の項目が1つ以上あれば存在していると判定する。Fのみ1.2.3.のすべてが必要）注：A〜Dは発症から3年以内の症状。	A. 脱抑制行動（衝動や感情をおさえることができない）	□ A.1. 社会的に不適切な行動をとる（他人に迷惑をかける）	□ 平気で万引、放尿、おなら、裸になる。 □ 痴漢、性的逸脱行動（卑猥な話、体を触る） □ 我が道を行く行動（going my way behavior） □ 自分が病気だとは思っていない。
		□ A.2. 礼儀作法やマナーが悪くなる	□ 不適切な場面で、笑う、歌う、大声を出す。 □ 失礼な発言、下品な発言、不愉快な冗談 □ 状況を考慮せずに立ち去る（立ち去り行動） □ 社会的ルールに違反：　行列に割り込む
		□ A.3. 衝動的で軽率な行動をとる	□ 考えないで行動する。衝動的に手をだす（万引き） □ 無謀な運転、見境のない賭け事・金使い
	B. 意欲低下（アパシー）・無関心	□ B.1. 意欲の低下	□ 意欲の低下、真剣に考えない、取り組まない。
		□ B.2. 無関心	□ 自分の服装に無関心、周囲の出来事に無関心
	C. 同情したり共感したりすることができない	□ C.1. 他の人々の立場が理解できない	□ 他人が困っていることや深刻なニュースに対して、反応がない、同情しない。
		□ C.2. 思いやりや人間的な温かさがなくなる	□ 他人に対して思いやりのない発言をする。 □ 人間的な温かさがなくなる。冷やかになる。
	D. 同じことを繰り返し行う	□ D.1. 単純な動作を繰り返す	□ 意味もなく、手をパチパチたたき続ける。 □ 膝をさすり続ける。
		□ D.2. 決まった時間に同じことを行う	□ 毎日同じ所を散歩・ドライブ（常同的周遊） □ 決まった時間に決まった行動（時刻表的生活） □ 決まった時間に同じ食べ物（常同的食行動異常）
		□ D.3. 同じ内容の言葉を繰り返す	□ 何をたずねても同じことを答える（滞続言語） □ 同じ内容の話を繰り返す（オルゴール時計症状） □ 相手の言葉をそのままおうむ返し（反響言語）
	E. 食事に関する行動の変化	□ E.1. 嗜好の変化　（例：甘いものや味の濃いものを好むようになる）	
		□ E.2. 過食（□食べ過ぎ、□アルコールの飲み過ぎ、□タバコの吸い過ぎ）	
		□ E.3. 手にとるものを、何でも口に運ぼうとする（口唇傾向）	
	F. 神経心理学的特徴 F.1〜F.3のすべてがある	□ F.1. 実行機能の障害	【質問】段取りや調整が必要な仕事はできますか？ □ できる、　　　　□支障をきたす【⇒F.1.】
		□ F.2. エピソード記憶が比較的保たれる	【質問】経験したこと「例：○週間前に、○○に行って、○○を食べた。」を覚えていますか？ □ 覚えている【⇒F.2.】、　　□ 忘れやすい。
		□ F.3. 視空間機能が比較的保たれる	【質問】次の症状はありますか？ □ 症状なし【⇒F.3.】 □ 症状あり（各□にチェック） 　□ 人の顔を見ても誰なのかがわからない。 　□ 物を見ても何なのかがわからない。 　□ 探し物を見つけられない。時間がかかる。 　□ 使い慣れた器械・道具がうまく使えない。 　□ 着衣がきちんとできない。
Ⅲ、probable bvFTD：右のアイウのすべてを満たす		□ ア. possible bvFTDを満たす（3つ以上）	□ A、□ B、□ C、□ D、□ E、□ F
		□ イ. CDRで著しい機能低下（1以上）	□ 0、□ 0.5、□ 1、□ 2、□ 3
	□ ウ. ウ.1.またはウ.2.のいずれかがあること	ウ.1.　MRIまたはCT	□ 前頭葉／前部側頭葉の萎縮
		ウ.2.　PETまたはSPECT	□ 前頭葉および／あるいは前部側頭葉の血流低下あるいは代謝低下

判定欄

□ probable bvFTD である

□ possible bvFTD である

□ どちらにも該当しない

bvFTD: behavior variant FTD　行動異常型FTD　　probable（可能性が高い、ほぼ確実）、possible（可能性がある、疑い）

2013.9.23作成：船橋市立医療センター脳神経外科　　参考：international consensus criteria, Rascovsky et al. 2012

SD評価表　（MMSE-Jに追加する）

患者氏名：	検査年月日：	検査者：

			評価
1、生年月日	生年月日は？		
2、利き手	利き手は？		
3、書字	「てんき」という言葉を漢字で書いてください。 （類音的錯書）		
4、読字	これを読んでください。 （類音的錯読）	海老	
		団子	
		土産	
		時計	
		三日月	
		baseball	
		blood	
5、ことわざの補完	「〇〇の後は何と続きますか」 （ことわざの補完障害）	例1）　犬も歩けば	
		例2）　猿も木から	
		例3）　ちりも積もれば	

堀 智勝（森山記念病院名誉院長，脳神経センター長、元東京女子医科大学教授）

難治性てんかんの診断と外科治療

A4 判並製　382 頁　本体 2 万円　付録 DVD—ROM ビデオ

（DVD—ROM ビデオには本文収録のカラー写真，てんかん発作と脳波を動画で収録）

筆者は 1968 年卒業後東京大学医学部付属病院脳神経外科に入局し，恩師佐野圭司先生の側頭葉てんかん手術の助手を務めたことなどから，てんかんに興味を持ち，東京警察病院では脳神経外科部長の石島武一先生に機能外科とりわけてんかん外科の基礎を学んだ。卒業 5 年後の 1973 年には真柳佳昭先生の推薦でパリ・サントアンヌ病院脳外科で Talairach 教授，Szikla 博士に定位深部脳波ビデオ同時記録 SEEG（stereotactic Video - EEG）による焦点同定および発作焦点およびその関連部位のてんかん切除外科を 2 年間徹底的にご教示して戴き，一生をてんかんの外科治療に捧げる礎となった。卒業後 45 年余り臨床経験を積み重ね，かねてより企画していた『難治性てんかんの診断と治療』を刊行する運びとなった。願わくばこの本によって，てんかんに苦しむ患者さんおよびその家族の方にはてんかんの外科治療を理解して戴きたい。さらに脳神経外科の若手医師達にはてんかん外科の治療について興味をもって戴き，一人でも多くてんかん外科の専門医を志していただける事を祈念している（「はじめに」より）。

（主要目次）

　著者略歴：森山記念病院脳神経外科，東京女子医科大学嘱託。現在，医療法人社団森山医会，森山記念病院名誉院長。昭和 37 年，筑波大学附属駒場高校卒業。昭和 43 年，東京大学医学部卒業，脳神経外科教室入局。1973 〜 1975 年，パリ・サントアンヌ病院脳神経外科（タレラック教授）留学。1981 年，鳥取大学脳研脳神経外科助教授赴任。1984 年，鳥取大学脳研脳神経外科教授就任。1995 年，鳥取大学脳幹研究施設施設長。1998 年，東京女子医科大学脳神経センター主任教授。2008 年，東京女子医科大学脳神経センターセンター長。2009 年，医療法人社団森山医会，森山記念病院名誉院長。

　資格：医学博士，日本脳神経外科学会専門医，日本てんかん学会専門医，日本頭痛学会専門医，日本脳卒中学会専門医，日本リハビリ学会認定臨床医など。名誉会員：脳神経外科学会，頭蓋底外科学会，脳卒中学会，脳卒中の外科学会，てんかん学会，疼痛学会など。

〈関連書籍〉

堀智勝 編集『ビデオ　てんかん外科——ここまできた最新の進歩——』全 3 巻（6 本各上下），本体 20,000 円　ISBN978-4-915659-96-8　1997 年

堀智勝 著『難治性てんかんの治療』B5 判上製，312 ページ（ビデオ・てんかん外科全 3 巻の解説書），本体 10,000 円　ISBN978-4-915659-95-X　1997 年

堀智勝 著『てんかんの外科治療』A5 判上製，172 ページ，ISBN4-915659-56-9　1994 年，本体 2,500 円

株式会社　創風社　　東京都文京区本郷 4—17—2　　振替　00120—1—129648　TEL 03—3818—4161

soufusha.co.jp　　　　　　　　　　　　　　　　　FAX 03—3818—4173

.... きりとり線 ....

創風社刊
申し込み書

TEL 03—3818—4161
FAX 03—3818—4173

書店でご購入の場合，この用紙をお持ちください。

堀智勝 著『難治性てんかんの診断と外科治療』

ISBN978—4—88352—223—1

本体 20,000 円（　　　）部

創風社 図書目録 希望（　　　）部

取り扱い書店名

堀　智　勝（東京脳神経センター病院院長，元鳥取大学・東京女子医科大学主任教授，脳幹研究施設長・脳神経センター長）竹　信　敦　充（寺岡記念病院）著

脳神経外科手術タクティクス

A4 判並製　170 頁　本体 1 万円　付録 DVD—ROM ビデオ

（DVD—ROM ビデオには本文収録のカラー写真を収録）

私は 1968 年卒業以来 50 年臨床経験を積み重ねてきた。現在も現役として手術に携わっている。フランスサントアンヌ病院機能脳神経外科で 2 年間主としててんかん外科血管解剖を研究したのち，鳥取大学脳幹研究施設に 17.5 年，東京女子医科大学脳神経センター脳外科に約 11 年間勤務し，退任後 8 年以上を森山記念病院・新百合ヶ丘総合病院，東京脳神経センター病院に勤務し，血管内治療のホットな体験もさせていただいている。セカンドオピニオン症例など，多くの貴重な困難な症例の治療を目の前にして，文字通り手術直前まで，あるいは手術中にも軌道修正をしながら，良好な結果を目指し現在まで取り組んできた。ちなみに私の処を訪れて手術を望んだ患者さんに対して，手術を断ったことは 1 度もない。本書で提示している症例の中には手術適応に関して疑問を抱く向きもあると思う症例もある。しかし頼まれたすべての症例で私は手術を行い，その集大成が本書である。……手術で最も大事な事は脳神経解剖と脳神経生理機能の知識であり，機能と密着した（血管）解剖を熟知し，特に動脈，静脈の灌流域を症例ごとに把握し，さらに現在の脳神経外科医療レベルを把握した上で手術戦略を計画し，手術前の informed consent（IC）や，周術期の対策を練る必要があると思われる。この事を私は手術タクティクスと呼んでいる。手術はある意味では疾患との戦いである。手術戦略が間違えば，戦いに敗れる。無敗を目指して手術に臨んでも一敗地にまみれたことが無いわけではない。しかし，その経験を生かして 2 度と過ちを繰り返さない事も重要である……（本書「本書刊行の目的」より）。

（主要目次）

著者略歴：森山記念病院脳神経外科，東京女子医科大学嘱託。現在，医療法人社団森山医会，森山記念病院名誉院長。昭和 37 年，筑波大学附属駒場高校卒業。昭和 43 年，東京大学医学部卒業，脳神経外科教室入局。1973 ～ 1975 年，パリ・サントアンヌ病院脳神経外科（タレラック教授）留学。1981 年，鳥取大学脳研脳神経外科助教授赴任。1984 年，鳥取大学脳研脳神経外科教授就任。1995 年，鳥取大学脳幹研究施設施設長。1998 年，東京女子医科大学脳神経センター主任教授。2008 年，東京女子医科大学脳神経センターセンター長。2009 年，医療法人社団森山医会，森山記念病院名誉院長。

資格：医学博士，日本脳神経外科学会専門医，日本てんかん学会専門医，日本頭痛学会専門医，日本脳卒中学会専門医，日本リハビリ学会認定臨床医など。名誉会員：脳神経外科学会，頭蓋底外科学会，脳卒中学会，脳卒中の外科学会，てんかん学会，疼痛学会など。

堀 智勝 著

難治性てんかんの診断と外科治療

A4 判並製　382 頁　本体 2 万円　付録 DVD—ROM ビデオ

（DVD—ROM ビデオには本文収録のカラー写真を収録）

·· きりとり線 ··

創風社刊申し込み書：TEL 03—3818—4161　FAX 03—3818—4173　取扱い書店名（　　　　　　）

脳神経外科手術タクティクス
　本体 10,000 円　ISBN978—4—88352—244—6　（　　）部
難治性てんかんの診断と外科治療
　本体 20,000 円　ISBN978—4—88352—223—1　（　　）部

創風社　図書目録　希望（　　　）部

富田 満夫（医学博士）著　B5判上製156頁　3500円

経 筋 療 法

富田満夫著『中高年女性におくる　Q・A腰痛の治し方』（創風社）
富田満夫著『中高年女性の腰痛』（創風社）

　著者が無床診療所に整形外科医として勤務して最も困ったことは慢性の運動器の疼痛，すなわち腰痛，肩こり，関節痛の患者が多く，少しも治ってくれないことであった。そのうちになぜか患者が増え始め，馴れぬ管理業務と過労で持病の腰痛も悪化しほとんど燃え尽きる寸前であった。このままでは倒れてしまう，なんとか腰痛だけでもなおしたいと思うにまかせぬ身体を持て余していた。たまたま拾い読みしていた『医道の日本』誌に仙台の橋本敬三先生が行っている現在の「操体法」を「経筋療法」（間中善雄）として紹介していた。直感的にここに真実を感じた。・・・・・・経筋療法は各種の整体術に比べきわめて安全で，器材を必要としない手技療法であり，術者も指の末端に対する圧迫だけなので身体的負担が少ない，手技が容易であるなどの利点が多い治療法であると信じている。現在日本人の愁訴の中で最も多いのは腰痛，肩こり，手足の関節の痛みである。すなわち運動器の症状が上位を占めている。高齢化社会の影響もあり骨関節の退行性変化に原因を求める主張が一般には理解されやすい。しかし一部の器質的疾患を除いて，画像診断上に変化がみられる例の多くが治療によく反応すること，全身性であることなどから実践的に同意しがたい。なによりも患者へ諦めを強制し，もっとも大切な闘病意欲を失わせるため害悪であるといいたい。このような著者の初歩的な理解における治療法でも症状を改善せしめることが可能なのである。機能的レベルでの障害を，すなわち初期の筋の攣縮（経筋の症状）の状態を改善することにより器質的障害を予防すべきであると橋本先生は強調しておられた。著者も先人の貴重な経験を今後も実践していきたいと願うものである。第一線の運動器の訴えに対応する医師，理学療法士，針灸師，マッサージ師に簡単に利用できる方法であるため，浅学非才もかえりみず出版に踏み切った次第である。　諸氏のご批判をお願いしたい。（「はじめに」より）

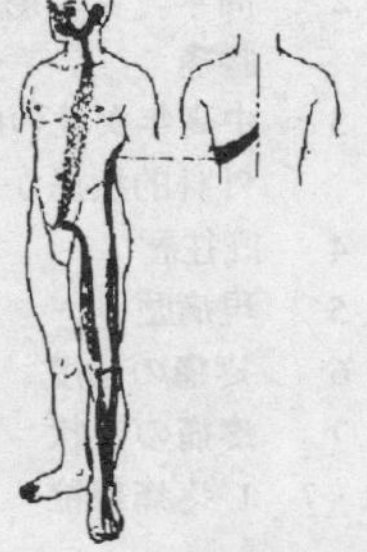

図2−3　足の腸明経筋

株式会社　創風社　　東京都文京区本郷4−17−2
http://www.mmjp.or.jp/soufushiya

振替　00120−1−129648　TEL 03−3818−4161
FAX 03−3818−4173 E-mail:soufusya@hello.email.ne.jp

・・・・・・・・・・・・・・・・・・・・・・・・・・・・・・・・きりとり線・・・・・・・・・・・・・・・・・・・・・・・・・・・・・・・・

創風社刊
申し込み書

TEL 03−3818−4161
FAX 03−3818−4173

書店でご購入の場合，この用紙をお持ちください。

経 筋 療 法

B5判上製156頁

富田満夫著　本体3500円（　　　）部

取り扱い書店名

富田満夫（医学博士）著

中高年の 女性の腰痛

A5判上製　150頁　本体　2400円

はじめに：著者が第一線の無床診療所で整形外科医として勤務をはじめて25年以上になる。それまで病院勤務しか経験していないため、外科医でありながらメスを取ることなく一日中外来患者の診察を行うことは正直言って苦痛であった。外来患者の中で中高年女性の比率は高く、肩こり、腰痛、関節痛がほとんどで、とりわけ腰痛は苦痛が強く治りにくい。整形外科の教科書に書いてあるような治療法は中高年女性の腰痛にあまり役に立たぬことがわかり、やむをえず針灸、指圧、整体術などの民間療法にも教えを願ったりしての毎日となっていった。このような中高年女性の腰痛は厚生省の統計上も有訴者数・率でトップを占めており、国民的な要求を意味するといってよい。一方厚生省の「患者調査」（1995）によれば、「腰痛症・肩こり」に対して経済的な負担も多いあんま・針灸・柔道整復師による治療が第一線の医療をになう診療所よりも多い。この事実は、苦痛を何とか改善したいとする要求の切実さと、同時に整形外科医をはじめとするわれわれ医師の既存の診断・治療にたいする国民の痛烈な批判といえる。なぜわれわれが行っている診療がこのように患者から遊離してきたのであろうか。とりわけ中高年女性に多い腰痛の高い有訴者数・率をみるとき、看過することのできない現状があると考える。著者はその原因の第一に中高年の女性、とりわけ更年期の女性の腰痛は自覚症状は多彩であるが、それを裏付ける所見に乏しい「不定愁訴」とされている点にあると考えている。果たして「不定愁訴」であろうか。

株式会社　創風社　　東京都文京区本郷4—17—2　　振替　00120—1—129648　　TEL 03—3818—4161　FAX 03—3818—4173

・・・・・・・・・・・・・・・・・・・・・・・・・・・　きりとり線　・・・・・・・・・・・・・・・・・・・・・・・・・

創風社刊
申し込み書

TEL 03—3818—4161
FAX 03—3818—4173

書店でご購入の場合，この用紙をお持ちください。

中高年の女性の腰痛

A5判上製　　ISBN4-88352-024-2

富田　満夫著　本体　2400円（　　　）部

創風社 図書目録 希望（　　　）部

取り扱い書店名

富田 満夫（医学博士）著

医師チェーホフ
——その活動と作品における医療——

A5判並製260頁　本体2,000円

チェーホフは短い生涯の中で，500をこえる小説，戯曲などの文学作品と膨大な手紙を残している。肺結核に苦しみながら日常診療を行い，予防活動を重視して献身的に診療を行い，しかも死の危険をおかしてシベリア鉄道が敷設される前にサハリン島（樺太）まででかけて，囚人たちの悲惨な現状を調査し，告発しているのである。その後も重度の結核に苦しみながらも，医師としての診療活動，饑饉救済活動への支援，コレラの防疫，学校建設にまでたずさわり，文筆活動のみならず精力的な医療・社会活動を行っている。全くの脱帽である。このようなチェーホフの生涯は，行動力をもたない筆者に強い衝撃と共感・羨望を与えたのである。（はじめにより）

株式会社　創風社　　東京都文京区本郷 4—17—2　　　振替　00120—1—129648　TEL 03—3818—4161
soufusha.co.jp　　　　　　　　　　　　　　　　　　　　　　　　　　　　　FAX 03—3818—4173

---------------------------------- きりとり線 ----------------------------------

創風社刊 申し込み書	書店でご購入の場合，この用紙をお持ちください。	取り扱い書店名
TEL 03—3818—4161　FAX 03—3818—4173	**医師チェーホフ** **——その活動と作品における医療——** ISBN978—4—88352—204—0　富田満夫 著　本体 2,000 円（　　　）部　**創風社 図書目録 希望（　　　）部**	

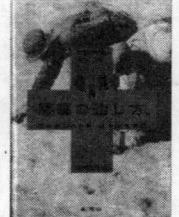
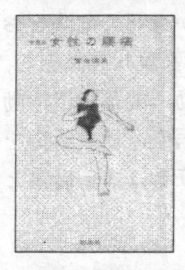
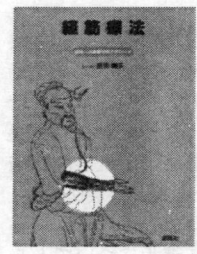
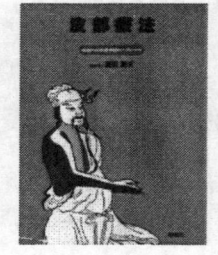

高次脳機能障害問診票：網かけ部分(担当医が記載)を除き、該当する四角(□)をチェックしてください(☑)。		記載年月日 20(　　　)年(　　　)月(　　　)日	
患者さんの お名前		年齢： □　男性、□　女性	記載者：□　ご本人、□　配偶者の方。□　息子さん、□　娘さん、□　お嫁さん、□　入所施設の方、□　ケアマネさん、□　その他の方

主要症状	内容	備考
□　1、記憶障害	□　最近言ったこと・行ったことを、部分的に覚えていない。 □　最近言ったこと・行ったことを、ほぼすべて覚えていない。 □　受傷前・発症前の出来事を、覚えていない。	前向健忘 逆向健忘
□2、注意障害	□　ぼんやりしていることが多い。作業の途中でボーとしてしまう、眠ってしまう。	持続的覚醒の障害
	□　瞬時に対応しないといけないことが生じても、対応できない。(例：目の前に飛んできたボールをキャッチする)	瞬時的覚醒の障害
	□　作業の途中で、気が散りやすい。	集中的注意の障害
	□　同時に二つのことができない(例：AをしながらBをする、数種類を同時に料理)	分割的注意の障害
	□　集中力が長続きしない。	持続的注意の障害
	□　左(または右)側にある物に気が付かない、注意が行かない。	半側空間無視
□3、遂行機能障害	□　複雑な仕事・連続する作業を、計画することができない。 □　複雑な仕事・連続する作業を、計画通りに実行することができない。	計画の障害 実行の障害
□4、社会的行動障害	□　子供っぽくなった。すぐに人に頼るようになった。	依存的行動
	□　感情のコントロールがむずかしい。興奮して大声で怒鳴り散らす。	情動コントロールの障害
	□　ほしいと思うと我慢ができない。(例：食べ物、コーヒー、タバコ、買い物)	欲求コントロールの低下
	□　相手の気持ちをおしはかること・コミュニケーションをとることが難しい。	対人関係の障害
	□　ささいなことにこだわる。 □　一度決めたことを状況に合わせて変更できない。	固執性
	□　意欲が低下した。 □　自分からは行動を起こさなくなった。	意欲・発動性の低下
	□　平気で万引、盗みを行う。 □　性的逸脱行動(卑猥な話、体を触る)がある。	反社会的行動
1-4のうち最も目立つもの	□　1、記憶障害 □2、注意障害 □3、遂行機能障害 □4、社会的行動障害	1⇒F04, 2,3⇒F06, 4⇒F07
日常生活・社会生活	□　普通に生活できる　□　一定の制限がある　□　日常生活で著しい制限がある。ときに援助が必要。　□　日常生活で著しい制限がある。常時援助が必要。	□　身のまわりのことはほとんどできない。

高次脳機能障害診断基準

Ⅰ. 主要症状等	□　1. 脳の器質的病変の確認	脳の器質的病変の原因となる事故による受傷や疾病の発症の事実が確認されている。 □　①外傷性脳損傷、□　②脳血管障害、□　③低酸素脳症、□　④脳炎、□　⑤脳腫瘍、□　⑥その他(　　　　　　　　　　) (注)PTSD=F43は除外。外傷性全生活史健忘に代表される機能性健忘=F40は除外。
	□　2. 生活の制約と主要症状	現在、日常生活または社会生活に制約があり、その主たる原因が記憶障害、注意障害、遂行機能障害、社会的行動障害などの認知障害である。
Ⅱ. 検査所見	□　脳の器質的病変の確認	MRI, CT, 脳波などにより認知障害の原因と考えられる脳の器質的病変の存在が確認されているか、あるいは診断書により脳の器質的病変が存在したと確認できる。
Ⅲ. 除外項目 □　右の1.2.3に該当しない	1. 主要症状を欠く	脳の器質的病変に基づく認知障害のうち、身体障害として認定可能である症状を有するが上記主要症状(Ⅰ-2)を欠く者は除外する。
	2. 以前から	診断にあたり、受傷または発症以前から有する症状と検査所見は除外する。
	3. 除外疾患等	先天性疾患、周産期における脳損傷、発達障害、進行性疾患(アルツハイマー型認知症=F00, パーキンソン病=F02など)を原因とする者は除外する。
Ⅳ. 診断	□　1. 診断基準	Ⅰ～Ⅲをすべて満たした場合に高次脳機能障害と診断する。(なお、診断基準のⅠとⅢを満たす一方で、Ⅱの検査所見で脳の器質的病変の存在を明らかにできない症例については、慎重な評価により高次脳機能障害者として診断されることはありうる。)
	□　2. 診断時期	高次脳機能障害の診断は脳の器質的病変の原因となった外傷や疾病の急性期症状を脱した後において行う。
	3. 参考所見	神経心理学的検査の所見を参考にすることができる。WAIS-Ⅲ, MMSE, HDS-R
ICD-10	F04 器質性健忘症候群(アルコールその他の精神物質によらないもの) F06 脳の損傷及び機能不全並びに身体疾患によるその他の精神障害 F07 脳の疾患、損傷及び機能不全による人格及び行動の障害	

受傷・発症から診断日まで
(　　　)ヵ月、(　　　)年
最終診断
□　高次脳機能障害と診断する。
　　(□　F04, □　F06, □　F07)
□　上記に該当しない。
医師名：(　　　　　　　　　　　　　)

認知症専門医に求められる知識とは何か　（要点と2017年の出題）

注：無印は認知症テキストブックに記載、●はそれ以外、★は第1回もの忘れ外来診療のためのエッセンシャル。「下線」は2017年の専門医試験で出題。<>は文献番号。

認知症疾患の呼称

推奨する用語：アルツハイマー病: AD（64歳までの発症をearly onset AD、65歳以降の発症をlate onset AD）。18～39歳は若年期認知症、40～64歳は初老期認知症（別称：若年性認知症）、65歳以降は老年期認知症。他の文献では、若年性認知症は18歳以上～65歳未満で発症する認知症。高齢者では重複病変が当たり前。DLBのone year rule。

Ⅰ、総論

§1、認知症の概念・定義

DSM-Ⅳ。●<51><52>DSM-5。●<55><65>有病率（2012年時点、65歳以上の認知症は462万人で有病率は15%）。

§2、脳と精神の老化、認知症の基礎：　老化、神経病理、神経化学、分子遺伝学

【老化】Hayflickの限界。遺伝子（アミロイド前駆体蛋白質APP、プレセニリン1、プレセニリン2）。テロメア。アマドリ産物と終末糖化産物AGE。

【神経病理】染色法：Bodian染色、Bielshowsky染色、メセナミン銀染色、Gallyas-Braak染色。脳表ヘモジデリン沈着症。●<53>海馬の栄養動脈（海馬動脈）は後大脳動脈から起始する。Papezの回路とYakovlevの回路。脳アミロイドアンギオパチーCAA（Aβ1-40は血管に沈着、Aβ1-42は脳実質に沈着、ボストン診断基準）。海馬硬化（CA1 = Sommer切痕）。ADの病理の特徴（神経細胞の外に老人斑 = Aβ、神経細胞の中に神経原線維変化NFT=タウ蛋白がリン酸化したもの、神経細胞の脱落、脳の萎縮）。Braak分類（NFTとSPのステージ分類）、NFTが 最初に出現部位は移行嗅内皮質（移行嗅内野）transentorhinal cortex, tranentorhinal region。レビー小体病のタイプ：脳幹型、移行型（辺縁型）、新皮質・びまん型、嗅球限局型、扁桃体優位型。脳幹型レビー小体病におけるレビー小体の出現経路：パーキンソン病ブラークステージⅠ～Ⅵ（ステージⅠで延髄の迷走神経背側核および嗅球に出現。ステージⅣで内嗅皮質および海馬CA2に出現、ステージⅤ・Ⅵで新皮質に進展。）。★<04>高齢発症タウオパチー、嗜銀顆粒性認知症AGDは4R、PSPの病理（tuft-shaped astrocyte）、CBDの病理（astrocytic plaque, ballooned neuron, 皮質白質のthread, oligodendroglial coiled body）、TDP-43 proteinopathy、●<54>主な神経変性疾患の原因タンパクと出現する異常構造物、

【神経化学】ACho（マイネルト基底核から大脳皮質へ、中隔核・ブローカの対角帯核から海馬体へ）、中脳の青斑核（ノルエピネフリン）、延髄の縫線核（セロトニン = 5-HT）、GABA、神経ペプチド（ソマトスタチン、ニューロペプチドY、サブスタンスP、ＣＲＦ，バゾプレッシン、ネプリライシン）

【分子遺伝学】AD（孤発性は99%、家族性は1%）、APP（21番）、PSEN 1 (14番), PSEN2 (1番)、9回膜貫通型蛋白質、ApoE ε4アリル、ApoE ε2アリル、TDP-43、Tauopathy（3R, 4R, 3+4R）、CADASIL（症状、19番、Notch-3）、CARASIL（HTRA1）、β secretase, γ secretase、α-シヌクレイオパチー（パーキンソン病、DLB、多系統萎縮症MSA、脳の鉄蓄積を伴う神経変性症1型 = 旧名　Hallervorden-Spatz病）

§3、認知症の症候学

記憶障害（近時記憶の障害、エピソード記憶と意味記憶）、健忘失語（喚語困難・呼称障害・語想起障害により言葉が出てこない）、進行性非流暢性失語PNFA（失文法、発語失行など）、意味性認知症、進行したFTDで滞続言語・反復言語・反響言語、進行したADで語間代logoclonia（もうすぐぐぐぐぐぐ）、アパシー（自発性低下、すべての認知症のタイプで高頻度にみられる。FTDでは診断基準に入っている）、最も多くみられる妄想は物盗られ妄想、誤嚥性肺炎の予防（サブスタンスP、肺炎球菌ワクチン）、脱水と浮腫、PSP（項部・頸部ジストニア）、転倒スコア、褥瘡重症度分類、認知症では幻覚の中で幻視が多い（統合失調症では幻聴が多い）

§4、MCIの概念

●＜55＞＜65＞MCIの患者数（H24＝2012年 認知症462万人　MCI 400万人）、MCIのFAST・CDR、認知症に進展する率の高いMCIの特徴（表4-3）、●＜51＞＜52＞MCIの診断基準（DSM-5）、MCIや初期AD（CSFにおいてAβ42は低下、リン酸化タウは上昇）、●＜65＞MCIから認知症へのコンバートは、5〜15%/年。MCIから正常へのリバートは、16〜41%/年。

§5、認知症の検査、評価尺度

評価尺度（質問式、観察式、介護者からの情報によるもの）、注意：RMBTではなくRBMT、手段的ADL（IADL：管理・買い物・バス・電車）、知的ADL（新聞雑誌を読む、健康記事・番組に関心がある）、社会的ADL（友人宅訪問、病気見舞い、友人の相談にのる）、図5-1（CDR・FAST・MMSEの比較）、CDRの判定方法（重要：表5-7）、GDSの中にも「物忘れに関する質問あり」、CSFバイオマーカー、画像診断、MIBG心筋シンチ：PD/DLBでは⇓MSAでは⇔⇓、PD/DLB/以外でMIBG取り込み低下（糖尿病・三環系抗うつ剤・抗パ剤のセレギリン）、DAT scan：　PD/DLB・CPM（CBD, PSP, MSA）では⇓、ERP（p300成分：延長、振幅低下）

§6、認知症の診断

●＜01＞＜02＞DSM-5

§7、高齢者、認知症の薬物療法

高齢者の特徴（体内水分量が減少、体脂肪量は増加、水溶性薬物の血中濃度が上昇、体重減少、薬物の蓄積効果）、高齢者の薬物代謝（肝血流の低下、胆汁流量の低下、薬物代謝の低下、血中濃度が上昇、作用時間の遷延、薬物代謝酵素チトクロームP450＝CYPを共有する薬物で薬物相互作用が起きやすい）、抗認知症薬（ドネペジル、ガランタミン、リバスチグミン、メマンチン）、重症度別の適用（ドは軽・中・重、ガは軽・中、リは軽・中、メは中・重）、代謝経路（ドは肝代謝、ガは肝腎代謝、リは肝代謝、メは腎排泄）、半減期（ドは70h、ガは7h、リは3h、メは50h）、症状改善の効果判定（ドは約3M、ガは約3M、リは約6M）、★＜05＞●＜56＞抗認知症薬の種類と使い方、★＜05＞●＜55＞保険適応外使用の通達（クエチアピン、リスペリドン）、抗認知症薬の使い分けと投与方法（1日1回か1日2回か）（ガランタミンは1日2回内服）。抗認知症薬の維持量（ドネペジルの維持量は、軽度・中等度で1日1回5mg、高度で1日1回10mg）。

抗認知症薬の副作用●＜65＞ChoE阻害薬の副作用は「嘔気・嘔吐、下痢などの消化器症状」、NMDA受容体拮抗薬の副作用は「傾眠、めまい、便秘、頭痛」。●作動薬＝アゴニスト（例：エチゾラム、ジアゼパム、ゾルピデム、ブロモクリプチン）と拮抗薬＝アンタゴニスト（例：メマンチン、メトクロプラミド、アムロジピン、ニカルジピン）、BPSDに対する薬物療法、抑肝散の副作用（低K、仮性アルドステロニズム）、

§8、認知症のリハビリテーションとケア

快刺激、満点主義、person-centered care、認知症ケア・マッピング、validation therapy（その人をありのまま認め、共感し、力づける）、塩酸アマンタジンはドパミンを介してサブスタンスPの分泌を促し、誤嚥を減らす。

§9、高齢者と認知症を取り巻く社会環境・社会資源・倫理的配慮

介護保険制度：被保険者（第1号は65歳以上、第2号は40〜64歳で医療保険加入者）、表9-1, 9-2, 9-3、地域密着型サービス、定期巡回随時対応型訪問介護看護、複合型、初期集中支援チームの役割、●<57>認知症サポート医と認知症初期集中支援チーム、新オレンジプラン（認知症施策推進総合戦略）、認知症疾患医療センターの各類型：基幹型、地域型、診療所型➡平成29年から連携型）、若年性認知症（2009年に全国で3万8千人、基礎疾患はVaDが40%）、●<58>若年性認知症の人が利用できる支援制度、障害者自立支援法が障害者総合支援法に変更された、介護保険、年金、生活保護、手帳、レスパイトケア（レスパイトとは一時的中断、レスパイト・ケアとは、支援者が家族の代替をして、家族を休ませること）、セルフ・ネグレクト、主治医意見書（認知症高齢者の日常生活自立度の分類、Ⅰ〜Ⅳ＋M、Mは「著しい精神症状や問題行動あるいは重篤な身体疾患がみられ、専門医療を必要とする」）、事理弁識能力（財産管理能力、契約締結能力）、成年後見制度（後見・保佐・補助、判断能力、本人の同意）、申し立てから法定後見の開始までは4か月以内、認知症の告知、身体拘束（切迫性、非代替性、一次性）

§10、認知症の予防

生活習慣病と認知症、●<59>認知症の危険因子（老年症候群、フレイル、サルコペニア）

Ⅱ、　各論

§1、AD

アミロイド仮説、Aβ42、βセクレターゼ（BACE1）、γセクレターゼ（PSEN, nicastrin, aph-1, Pen-2）、Aβ分解酵素、ネプリライシン、ソマトスタチン、3Rtau（Pick病）、4Rtau（CBD, PSP, AGD）、ε4アレルはADの最大の疾患感受性遺伝子、分子シャペロン、PERK経路、反応性酸化中間産物ROI、AGE、早発型ADの原因遺伝子（APP、PSEN1、PSEN2）、軽度ADの記憶障害（近時記憶障害、エピソード記憶の障害、遅延再生課題）、Capgras症候群、幻の同居人、鏡現象、非定型AD（frontal variant、posterior cortical atrophy、バリント症候群）、ADの症状（取り繕い、振り返りなど）、SLTAとWAB、確認療法varidation therapy、認識行動療法 cognitive behavior therapy

§2、VaD

VaDの症状（前頭葉症状、思考緩慢、遂行機能障害）、●<65>タイプ別：多発梗塞性認知症MID、戦略的な部位の単一病変による認知症 strategic single infarct dementia、小血管病性認知症 small vessel disease with dementia（皮質性血管性認知症、皮質下性血管性認知症）、低灌流性血管性認知症、出血性血管性認知症、その他。これらのうち、最も頻度の高いタイプは小血管病性認知症。

臨床経過（階段状の進行）、脳血管性パーキンソニズム（脳血管障害に起因するパーキンソニズムでは、症状は顔・上肢より下肢に著しく、lower half parkinsonismまたはlower body parkinsonismと呼ばれる。ビンスワンガー病BDの画像（PVL, PVH）、脳梗塞の慢性期の薬剤、アパシーに対してニセルゴリンが有効

§3、DLB

家族性DLBの遺伝子（SNCA、GBA）、レビー小体（α-シヌクレイン主体）、DLBの神経病理（皮質型レビー小体、脳幹型レビー小体、Lewy neurite、Lewy spheroid）、（脳幹型レビー小体は大きく、haloがあり、coreもあり、神経細胞内に複数みられる）、（皮質型レビー小体は、小さく、haloなし、coreなし、細胞内に一つだけ）、premotor features、SPECT画像、PET画像、DLBの脳波所見、DLBの薬物治療（ドネペジル、レム睡眠行動障害RBDに対するクロナゼパム）、DLB診断基準の改訂

§4、FTD

FTDの症状、診断基準、病理（マクロ写真）、Tauopathyの中で、3リピートタウで、Pick球（＋）をPick病という。Pick球は細胞内にタウ蛋白がリン酸化したもの、FTLD-TDP＝FTLD-U＝TDP-43 proteinopathy。

§5、その他の変性型認知症

意味性認知症（画像、症状）、PSP（頸部ジストニア、axial rigidity、病理：淡蒼球）、CBD、高齢発症タウオパチー（嗜銀顆粒性認知症、神経原線維変化型老年期認知症SD-NFT, NFTD）、HD、

§6、その他の認知症の原因疾患、認知症様疾患

CJD（CSF: 13-3-3蛋白、タウ蛋白、NSEが増加）、CJDのMRI（DWIで高信号）、CJDの神経病理写真（海綿状変化）、vCJD（pulvinar sign, hockeystick sign）●<60>プリオン病診診療ガイドライン2017、ヘルペス脳炎、ビタミンB1（チアミン）欠乏症（Wernicke-Korsakoff症候群）の症状、ビタミンB3（ナイアシン）欠乏症＝ペラグラ（dermatitis, diarrhea, dementia）、ビタミンB12欠乏症（胃全摘後数年、吸収障害が主、悪性貧血と亜急性脊髄連合変性症、認知症、葉酸代謝・DNA合成が阻害）、●<61>iNPH（画像、3徴、シャント後改善しやすい症状は歩行障害, EI）、●<62>ボクサー脳症＝CTE（神経細胞の減少、NFT、初期には老人斑はまれ）、慢性硬膜下血腫、薬剤による障害（BZD、抗精神病薬、抗コリン薬）、海馬硬化症、うつ病性仮性認知症、●<63><64>高齢者てんかんの特徴（複雑部分発作、もうろう状態の遷延など）、一過性てんかん性健忘transient epileptic amnesia、非けいれん性てんかん重積状態non-convulsive status epilepticus

●認知症テキストブック以外の重要文献

第1回 もの忘れ外来診療のためのエッセンシャル

　　★<01>吉井與志彦：初診時と最診時の対応（DSM-5の診断基準、認知症の告知）

　　★<02>玉井晃：症候学・鑑別診断（症状と鑑別診断）（振り向き徴候、取り繕い反応、物とられ妄想）

　　★<03>嶋田裕之：心理検査 長谷川式 MMSE（各種心理検査）

　　★<04>椎野顯彦：画像検査による認知症の原因別分類（高齢発症タウオパチー）（特に表1～3が重要）、DAT scan： PD/DLB・CPM（CBD, PSP, MSA）では↓

　　★<05>宇高不可思：抗認知症薬の種類と使い方（AChoE阻害薬、NMDA受容体拮抗薬、BPSDに対する治療薬）

　　★<06>欅篤：認知症に対する非薬物療法（バリデーション）

　　★<07>堀智勝：認知症に対する外科治療

　　★<08>持田英俊：介護と社会保障（主治医意見書、高齢者の自動車運転、後見制度）

その他の文献

●<51>日本精神神経学会、高橋三郎ほか：DSM-5 精神疾患の分類と診断の手引き、医学書院、2014

●<52>高橋三郎ほか：DSM-5 ガイドブック 診断基準を使いこなすための指針、医学書院、2016

●<53>高橋昭喜：脳MRI 1.正常解剖（第2版）p.273, 秀潤社,2001

●<54>池田研二：脳病理解剖ー脳のマクロ所見からわかること、ミクロ所見からわかること－：老年精神医学雑誌 28(5): 529-539, 2017

●<55>朝田隆：都市部における認知症有病率と認知症の生活機能障害への対応（厚生労働科学研究費補助金認知症対策総合研究事業）：2013

●<56>平成27年度厚生労働科学研究費補助金（厚生労働科学特別研究事業）：かかりつけ医のためのBPSDに対応する向精神薬使用ガイドライン（第２版）（2016）

●<57>鷲見幸彦：　認知症サポート医の役割：医学のあゆみ 257(5)568-574,2016

●<58>遠藤英俊：　認知症と社会制度〜介護・リハを含む〜：第14回日本認知症学会教育セミナー、平成27年10月4日、ホテル青森

●<59>羽生春夫：　アルツハイマー病の危険因子：第14回日本認知症学会教育セミナー、平成27年10月5日、ホテル青森

●<60>山田正仁、水澤英洋：プリオン病診療ガイドライン2017

●<61>日本正常圧水頭症研究会：　特発性正常圧水頭症ガイドライン（2011年改訂版）

●<62>高畑圭輔　頭部外傷の遅発性後遺症　Brain and Nerve 68(7); 849-857, 2016

●<63>宇佐美清英：高齢者てんかん診療の現況：　日老医誌 52, 102114, 2015

●<64>傳和眞：高齢者てんかんの特徴：　Clinical Neuroscience 35(7), 804-807, 2018

●<65>日本神経学会：認知症疾患診療ガイドライン2017

所持していた方がよいと思われる書物

　　◎　認知症テキストブック（2008）、◎　認知症疾患診療ガイドライン2017、○　認知症ハンドブック（2013）、○　認知症原因診断のための脳画像（2015）

インターネット上で、参考になるサイト

　　日本認知症学会＞資料・リンク＞認知症疾患の神経病理＞（池田研二）アルツハイマー型認知症の病理、神経変性の病理、生理的加齢の神経病理

参 考 文 献

1）唐澤秀治・安間芳秀・宇田川雅彦・内藤博道・根本文夫・鈴木孝典・出浦正倫・青山賀茂：物忘れスピード問診票・鑑別表の信頼性と妥当性に関する研究，月刊地域医学，28（6），504 ～ 512，2014.

2）唐澤秀治：脳外科での認知症診断の流れ，認知症原因診断のための脳画像　内科系と脳外科の診断流儀，21 ～ 32，松田博史，朝田隆編集，ぱーそん書房，2015. 10. 5

3）唐澤秀治：前交通動脈瘤破裂による前脳基底部健忘，認知症原因診断のための脳画像　内科系と脳外科の診断流儀，318 ～ 323，松田博史，朝田隆編集，ぱーそん書房，2015. 10. 5.

4）鈴木孝典，唐澤秀治：肺癌などの多発性脳転移による認知症状態，認知症原因診断のための脳画像　内科系と脳外科の診断流儀，21 ～ 32，松田博史，朝田隆編集，ぱーそん書房，2015. 10. 5.

5）唐澤秀治：内頸動脈の高度狭窄に起因し，多少なりとも可逆的な認知症状態，認知症原因診断のための脳画像　内科系と脳外科の診断流儀，330 ～ 334，松田博史，朝田隆編集，ぱーそん書房，2015. 10. 5.

6）唐澤秀治：びまん性軸索損傷による認知機能障害　いわゆる高次脳機能障害の一型，認知症原因診断のための脳画像　内科系と脳外科の診断流儀，335 ～ 341，松田博史，朝田隆編集，ぱーそん書房，2015. 10. 5.

7）唐澤秀治：脳出血後遺症としての認知症アラカルト　認知症原因診断のための脳画像 内科系と脳外科の診断流儀，342 ～ 3351，松田博史，朝田隆編集，ぱーそん書房，2015. 10. 5.

8）唐澤秀治：有名だがみることの少ない strategic infarction による認知症，認知症原因診断のための脳画像　内科系と脳外科の診断流儀，352 ～ 359，松田博史，朝田隆編集，ぱーそん書房，2015. 10. 5.

9）唐澤秀治：一過性全健忘は 2 ～ 3 日後に DWI，認知症　原因診断のための脳画像　内科系と脳外科の診断流儀，360 ～ 362，松田博史，朝田隆編集，ぱーそん書房，2015. 10. 5

10）唐澤秀治・土居良康・山本伸一・安間芳秀：プライマリ・ケアで役に立つ「認知症スピードスクリーニング・ツール」千葉県医師会雑誌，68（5），275 ～ 283，2016

11）唐澤秀治，安間芳秀，内藤博道，宇田川雅彦：かかりつけ医支援型のメモリークリニックの特徴，Dementia Japan 31（2）；220 ～ 226，2017

12）唐澤秀治・安間芳秀：認知症の簡易鑑別方法：老年脳神経外科診療マニュアル，60 ～ 68，メジカルビュー社，2018. 02. 10.

II　症候学・鑑別診断

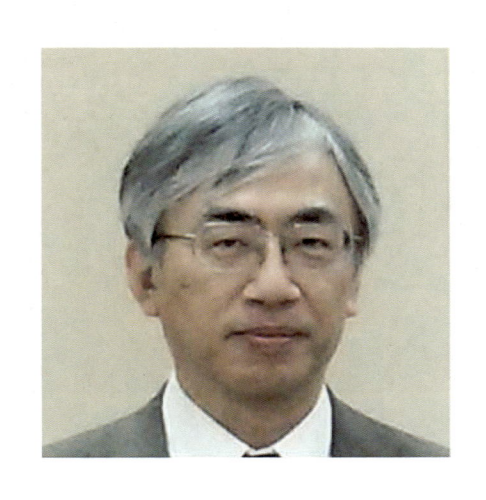

玉 岡 晃
（筑波大学医学医療系 神経内科学 教授）

1980 年	東京大学医学部医学科卒業
1982 年	東京大学医学部附属病院神経内科入局
1986 年	東京都老人総合研究所研究員
1989 年	ハーバード大学医学部ブリガム婦人病院神経疾患センター博士研究員
1992 年	筑波大学臨床医学系神経内科講師
1997 年	筑波大学臨床医学系神経内科助教授
2004 年	筑波大学大学院人間総合科学研究科神経内科学助教授
2005 年	筑波大学大学院人間総合科学研究科神経内科学教授
2010 年	筑波大学附属病院副病院長（兼任）
2018 年	筑波大学附属病院難病医療センター長（兼任）

【学会】日本認知症学会理事，日本内科学会評議員，日本神経学会代議員，日本神経治療学会評議員，日本老年医学会評議員，日本神経精神医学会評議員

【資格】総合内科専門医，日本神経学会専門医，日本老年医学会老年病専門医，日本認知症学会専門医，日本老年精神医学会専門医，日本医師会認定産業医

【専門領域】臨床神経学，老年医学，認知症，神経変性疾患の分子病態

第2回日本脳神経外科認知症学会学術総会
「物忘れ外来診療のためのエッセンシャル」講習会

症候学・鑑別診断

筑波大学医学医療系神経内科学
玉岡　晃

２０１８年６月２４日

認知症(dementia)とは？

　いったん正常に発達した認知機能が、後天的な何らかの要因によって持続的に低下し、　複数の認知機能障害があるために生活に支障をきたすようになった状態。

せん妄：一過性の意識障害（夜間、夕刻に急激に悪化）
加齢に伴う物忘れ（日常生活にほぼ支障無し）
うつ：気分障害（症状軽い割にADL障害強い、動揺性）
精神発達遅滞：知能の発達が不十分

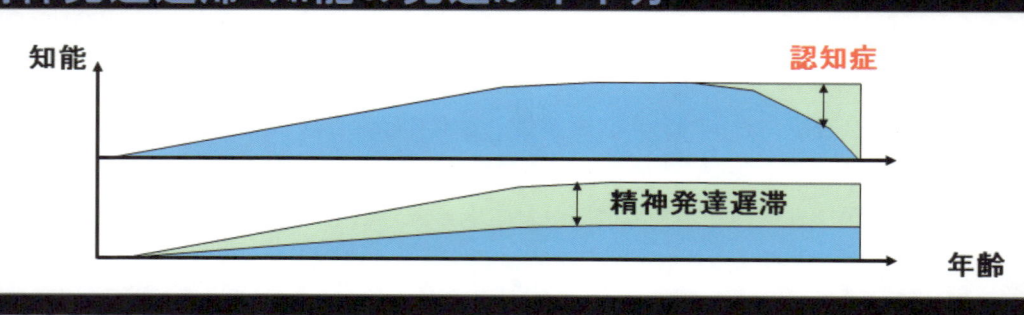

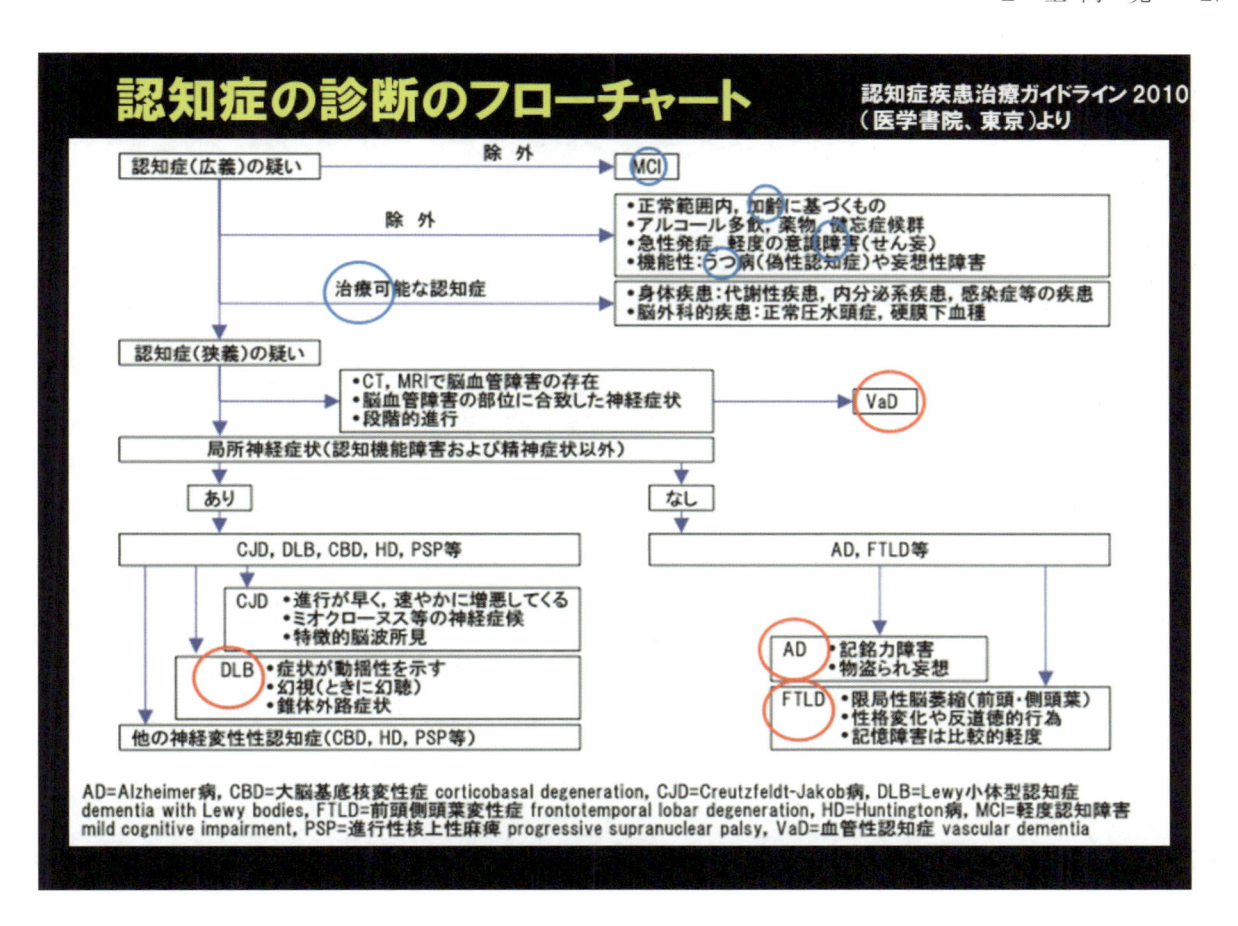

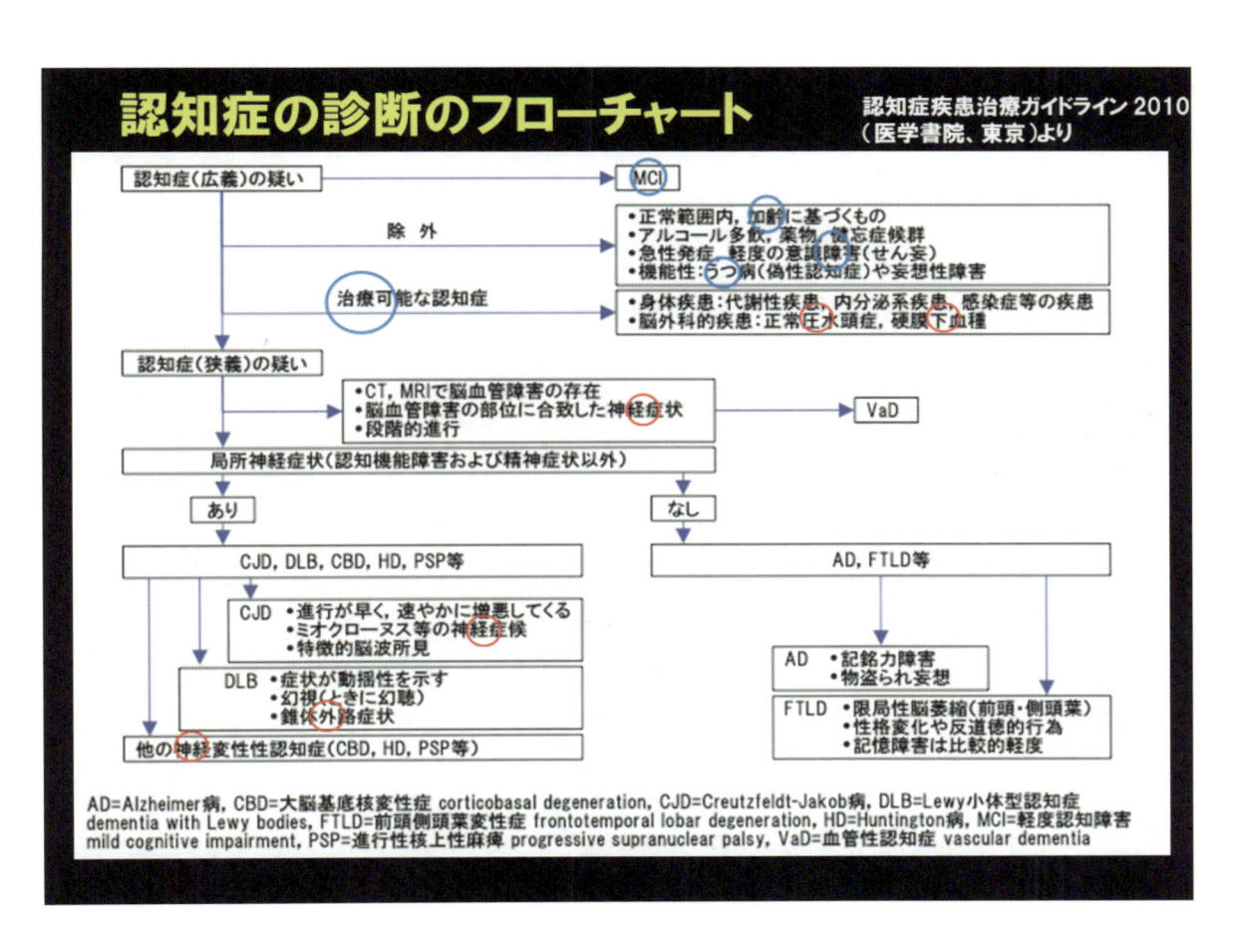

認知症の診察法

- 認知症の診断には
 ①神経学的診察、②精神症状、行動異常の観察、
 ③神経心理学的検査
  ＜神経学的所見（パーキンソニズム、歩行障害、腱反射亢進など）、
   認知機能、生活機能、行動・心理症状の評価＞
 【症状ないしその組み合わせ】
- 認知症をきたす疾患はある程度決まっている
 （AD、VaD, DLB, FTDなど）
    ↓
 それぞれの疾患の特徴（症状の組み合わせ）を捉えて類型診断
 【脳病変部位の一定のパターン→
               神経心理学的症状も一定のパターン】
 （DLB：幻視、症状の変動性、パーキンソニズムなど）
        類型診断としての認知症診断

認知症診療の基本

1 認知症とは （DSM-5、2013年）
  A. 認知障害：
    ６領域＜注意、学習と記憶、言語、遂行機能、運動-感覚（失行・失認）、
    社会的認知＞のうちの１領域以上で明確な障害（以前より低下）

  B. 認知障害に基づく生活障害：自立（独立）した生活が困難（金銭や服薬の管理など、複雑な手段的日常生活動作に援助が必要）

  C. せん妄などの意識障害でのみ生じるものではない

  D. 精神疾患（うつ病や統合失調症）に起因するものではない

2）受診状況：家族同伴か単独か→
          家族に連れられてきた患者の方が認知症の頻度が高い

3）「生活障害の有無」や「能力低下」の確認：
    家族の第六感、「以前と比しておかしい」、「異質さ」の感じが有用、
    量的変化→質的変化

認知症の問診のポイント：認知症の診断は80-90%は問診

1）問診の原則

（1）情報提供者が患者の状況を把握しているか否か：病歴聴取上重要
（2）介護者と本人からの病歴聴取：患者の「病識低下」の判断に必要

2）「訴え」の曖昧さに注意

（1）「もの忘れ」の内容を吟味
・エピソード記憶障害か、意味記憶障害か、道具の使用障害か、など
・transient epileptic amnesia（TEA）を見逃さないこと
（2）「～出来なくなった」の内容を吟味
・覚醒・注意障害か、アパシーか、遂行機能障害か、視空間失認か、視覚失認か、失行か、など
・倦怠感、浮動性めまい、など←糖尿病、高血圧などの内科的疾患
（3）性格変化、行動異常、言語障害に注目
・易怒性
・食行動異常
・物の定義、身体部位、比喩的なことわざの解釈を問う

問診の内容

・歩行、易転倒性（パーキンニズム）
・食欲、味覚／嗅覚、嗜好、便秘
・頻尿、尿漏れ
・食後、排尿後の立ちくらみ
・睡眠、睡眠中の大声／行動
・昼間の「マボロシ」「人ガイル気配」
・理不尽な思い込み（妄想）
・記憶、判断、方向感覚（視空間認知障害）→
　　　　　　　　　　　　　　引き続きHDS-R／MMSE
・言語、意味記憶の異常→
　　　　　　　　引き続き標準失語症検査（SLTA）、WAB

認知症における症候学、特に神経症候の意義

- 認知症＝大脳の病変による器質性疾患⇒症候群
- 急性脳不全：意識障害、慢性脳不全：認知症
- 認知症性疾患の症候
- 神経症候、神経心理学（認知機能障害）、行動異常・精神症状
- 症候の明確化
  ⇒原因疾患の診断
    （特徴的症候＋画像＋その他の検査：重要な診断の手がかり）
- 問題となっている症候をきたしている背景の異常の同定
  ⇒対症療法、介護法、コーピング技法、介護者教育、処遇（症候学の寄与）
- 神経学的検査の重要性（認知症の診断で神経学的検査は不可欠）
- ADの診断：非ADの診断精度に依存（排他的診断項目）
- 非ADの認知症性疾患の多くは神経症候
    神経症候の把握：非ADの認知症性疾患の診断には極めて重要
- ADの診断⇒神経症候がないこと
    （ADでは末期を除いて神経症候を伴うことは極めて例外的）
- 神経症候⇒日常生活活動、介護、生命予後に大きく関与
    構音・言語障害：コミュニケーションの障害
    歩行障害、排尿障害：ADL障害、介護負担増加
    運動障害：転倒事故、球麻痺：摂食・栄養状態悪化、誤嚥
    呼吸筋麻痺【FTD－MND】、起立性低血圧：機能的制限

認知症における神経学液検査と神経症候

- 目立った症候がない場合でも、一通りの神経学的検査

- 病歴（体重減少、転倒傾向、寡動、むせ、呂律障害、ふらつき、立ちくらみ、など）
  ⇒神経学的異常⇒神経学的検査

- 認知症性疾患における神経学的検査の力点をおくカテゴリー
- 眼球運動障害：　　　　　　　　　　（PSP、CBD、PCA）
- 構音・言語障害：　　　　　　　　　（FTLD、VaD、PSP、DLB / PDD、MSA）
- 球麻痺：　　　　　　　　　　　　　（FTD-MND）
- 錐体路徴候：　　　　　　　　　　　（FTLD、PSP、CBD、VaD）
- 筋緊張異常：　　　　　　　　　　　（DLB / PDD、PSP、CBD、MSA、VaD、iNPH、AD）
- 協調運動障害：　　　　　　　　　　（MSA、PSP、VaD）
- 自律神経異常：　　　　　　　　　　（DLB/PDD、MSA）
- 歩行障害：　　　　　　　　　　　　（DLB / PDD、PSP、MSA、VaD、iNPH）
- 疾患特異性症候
    舞踏運動：　　　　　　　　　　（ハンチントン病）
    アーガイル・ロバートソン瞳孔：（進行麻痺）
    叩打性筋強直：　　　　　　　　（筋緊張性ジストロフィー）
- 行動神経学的徴候：病的把握(iNPH、FTLD、VaD、PSP、CBD、DLB/PDD、AD)、
    　　　　　利用行動、模倣行動(FTD)、拍手徴候(PSP、CBD)、同語反復(PSP)

眼球運動障害

- 指標の追視や注視
- 認知症性疾患⇒言語理解障害、注意障害、無為、運動維持困難
  ⇒注目されやすい指標を用いる（硬貨、紙幣、顔など）
- 注視麻痺（核上性眼球運動障害）に注目
  - ・高齢者では上方視はしばしば制限
  - ・滑動性眼球運動、衝動性眼球運動の検査
- **PSP**
  - ・注視麻痺、特に垂直性注視麻痺（下方視の制限は特異性が高い）
  - ・輻輳制限
  - ・衝動性眼球運動遅延（slow saccadic eye movements）⇒注視麻痺に先立つ
  - ・開眼失行、
- **CBD**
  - ・頻度は少ないがPSPと同様の眼球運動の異常
- **PCA (posterior cortical atrophy)：多くはAD**
  - ・両側性頭頂後頭移行部の萎縮を中心とした神経変性疾患
  - ・バリント症候群＜精神性注視麻痺＞＜視覚失調＞＜視覚性注意障害＞
  （両側性頭頂後頭移行部梗塞でも）

構音障害

- 運動障害性構音機能障害や失語症の部分症状
- 球麻痺、偽性球麻痺、パーキンソニズム、運動失調などを伴う認知症性疾患
  - ・**FTD-MND**　・**VaD**　・**PSP**　・**DLB / PDD**　・**MSA**
- 音韻の歪み、構音の異常、軟口蓋の運動、催吐反射、舌の運動・萎縮・線維束性収縮、嚥下障害に注目
- 皮質性構音障害（発話失行apraxia of speech）、失構音（anarthria）：音韻の歪みや誤りに一貫性がない：言語優位側中心前回下部の病巣
  - ・プロソディの異常、努力性発話、発話減少、失文法、書字・読字・復唱障害、
    ブローカ失語様（呼称障害・理解障害は比較的軽度）、
    初期には純粋失構音（運動障害性構音障害と紛らわしい）
  - ・**PNFA**あるいはnon-fluent agrammatic variant PPAの中核的症候
  - ・PNFA：球麻痺、偽性球麻痺、パーキンソニズムの重畳
  - ・PNFA：**FTD**、**CBD**、**PSP**の初期症状、まれに**AD**病理
- **PSP**
  - ・力動性失語（dynamic aphasia）：発話開始困難、発話量減少、短い単語のみ
    ＜超皮質性運動失語に相当（音韻保存、了解良好、復唱可能、音読可能）＞
  - ・同語反復（palilalia）、反響言語（echolalia）

筋緊張異常

- 筋緊張異常を呈する認知症性疾患
- DLB／PDD（筋強剛）歯車様、左右差
- PSP（筋強剛、ジストニア）体軸に目立つ
- CBD（筋強剛、ジストニア）左右差
- MSA（筋強剛）鉛管様
- VaD（筋強剛、痙性、Gegenhalten）
- iNPH（Gegenhalten＜パラトニア＞：受動的な筋伸張に対して抵抗するかのような筋緊張）
- AD（末期に筋強剛、痙性、Gegenhalten）

歩行障害

- 歩行障害を呈する認知症性疾患
- DLB／PDD ・PSP ・MSA ・VaD ・iNPH

- 歩行障害の背景となる病態
- 錐体外路障害　　　・錘体路障害　　　・小脳性運動失調　　　・前頭葉障害
- 運動器官の障害（変形性脊椎症、骨関節炎）
　　⇒関節の変形、可動域制限、痛み、廃用による筋力低下
- 以上の複数の組み合わせ

- iNPHとDLB／PDDの鑑別点
- iNPH：失行性－失調性歩行
　　歩幅↓、足の拳上↓、歩隔↑、外股・外旋、緩徐、不安定、姿勢反射障害、
　　及び腰、水頭症性起立不能症（hydrocephalic astasia）、歩数↓／単位時間
- DLB／PDD：
　　前屈、寡動、足の拳上↓、歩幅↓、腕ふり↓、内旋、歩隔↓～正常、姿勢反射障害
- 正常　　　　　　　　　　　　　　・DLB／PDD　　　　　　　　　　・iNPH

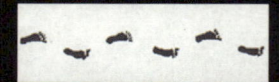

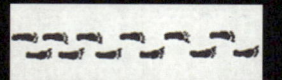

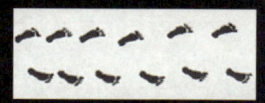

行動神経学的徴候

- 手掌頤反射
- 把握反射と本態性把握反応
  - 病的把握
  - 把握反射：動的刺激⇒常同的把握運動、意志による抑制不能
  - 本態性把握反応：静的刺激⇒緩徐な把握運動、意志による抑制可能、（強い場合は視覚性探索）
  - 両側性病的把握：前頭葉機能障害、iNPHで高頻度、VaD、PSP、DLB / PDDでも比較的よく認められる、（ADでは相当進行するまで出現しない）
  - 一側病的把握：対側前頭葉内側面（Brodmann8および24野）の病巣
- 利用行動（utilization behavior）、模倣行動（imitation behavior）
  - 非強迫的模倣行動（認知障害のないものやADでも出現）
  - 強迫的模倣行動（FTDのみに特徴的）
  - 前頭葉障害による脱抑制
- 拍手徴候（applause sign）
  - PSP、CBDに特異性が高い（PD、MSA、FTD、ADでも見られる）
  - 運動制御の異常（同語反復と同様）
  - 前頭葉－皮質下回路の障害

表2. 主要な認知症性疾患の特徴的神経心理徴候

DAT	VaD	DLB	FTLD（SD）	FTLD（PNFA）
記憶障害（近侍記憶障害、エピソード記憶障害、記銘力障害）	注意障害	注意障害	語義失語	非流暢性失語
失見当識（日時→場所→人）	遂行機能障害	遂行機能障害	視覚失認	錯語
構成障害		視空間失認	相貌失認	失名辞
視空間失認				失文法
遂行機能障害				口部顔面失行

表3. 主要な認知症性疾患のBPSD

DAT	VaD	DLB	FTLD（bvFTD）
日没症候群	人格変化	幻視	脱抑制（社会的逸脱行動）
物盗られ妄想	抑うつ状態	うつ	病識欠如
取り繕い反応	精神運動遅延	妄想（被害妄想や嫉妬妄想が多い）	考え無精
振り返り反応	（前頭葉機能障害）	アパシー	常同行動（時刻表的行動、周徊）
鏡像認知（鏡現象）		幻聴など幻視以外の幻覚	自発性低下
		レム睡眠行動異常	被影響性亢進
		錯視や変形視	転導性亢進
		実体的意識性	食行動異常
		人や場所の誤認	
		重複記憶錯誤	
		カプグラ症候群（替え玉妄想）	
		ナータリリング症候群	

認知症の鑑別診断

● **アルツハイマー病**
　・典型型と特殊型

● **血管性認知症**

● **レビー小体型認知症**

● **前頭側頭葉変性症**
　・前頭側頭型認知症・進行性非流暢性失語・意味性認知症

簡便なADのスクリーニング検査

〇覚醒度の評価

・　軽度の意識障害の除外

・　脳損傷で非特異的に生じる全般性注意障害

〇病変、萎縮部位の症状

（瀰漫性脳萎縮と言われているが、脳の全ての領域が等しく萎縮する訳ではなく、ある程度の萎縮局在がある）

・　海馬：近時記憶、記銘力

・　頭頂葉：自分と外の世界（空間）の関係、外の空間を認知し働きかける、（視）空間操作機能、構成機能

・　前頭葉：次々に異なったことをする（行為や概念の転換）、前頭葉機能、遂行機能

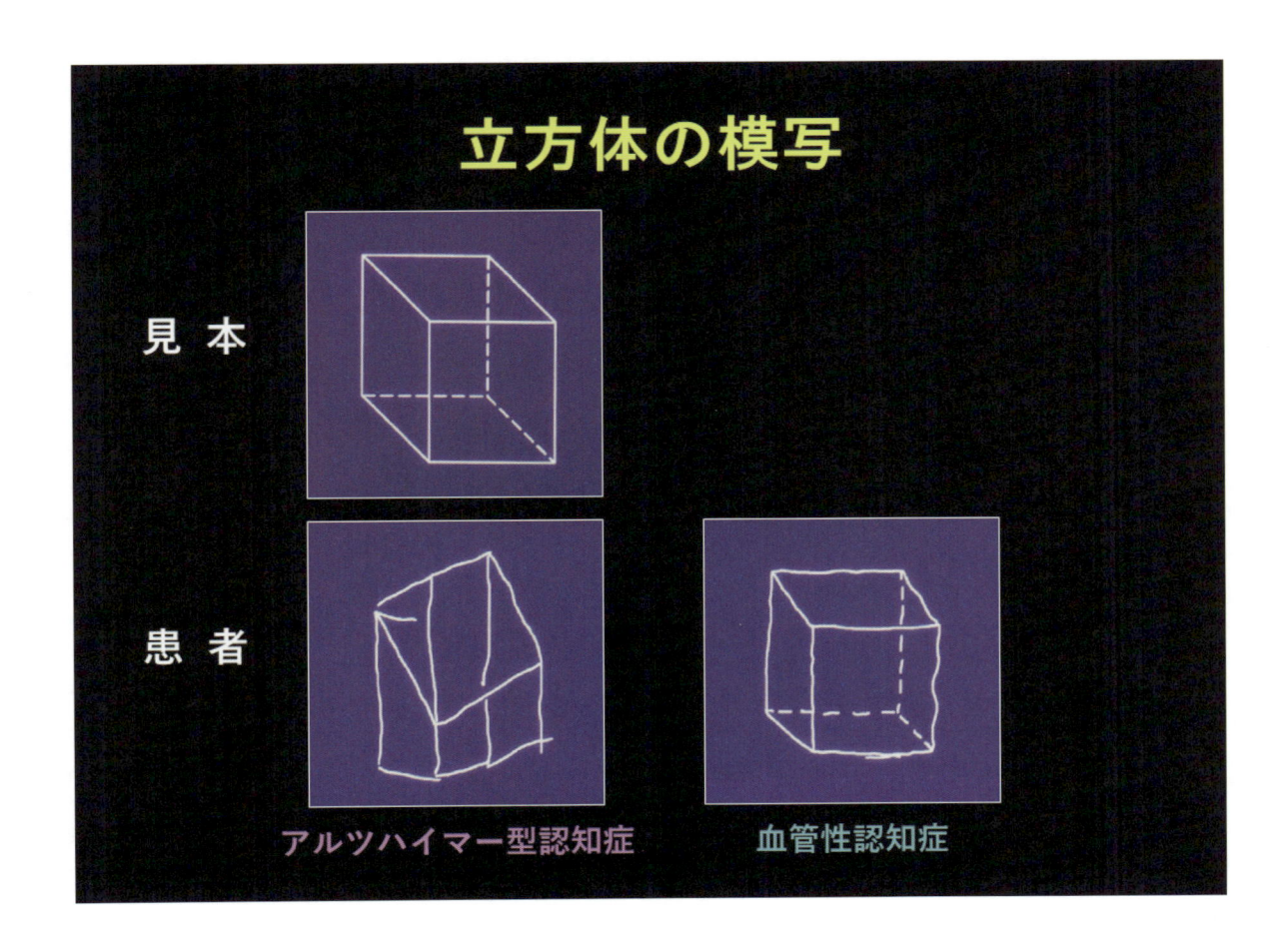

メモ：ADと老年期うつ病の神経心理学的所見

■　記憶：
　　ADは再生↓、再認↓、自己予測＞検査成績
　　うつ病は再生↓、再認→（記憶の痕跡残存）
　　　　　　　自己予測＜検査成績
■　質問に対する答え方：
　　ADは取り繕い
　　うつ病は自己卑下（嘆く）
■　視覚構成機能：
　　ADは指構成、立方体模写、時計描画で異常
■　言語：
　　ADは流暢性失語が多い
　　うつ病は言葉数が少なくなる
■　うつ病はADになりやすい

メモ：AD vs VaD（特に皮質下型subcortical VaD）

■　記憶障害：　　　　　AD＞VaD
■　注意障害：　　　　　AD＜VaD
■　失語、失行、失認：AD＞VaD（戦略的部位障害以外）
■　視空間機能障害：AD＞VaD
■　遂行機能障害：　　AD＜VaD
■　鏡像認知：　　　　　ADに特徴的
■　ADは皮質障害で、
　　　　　初期は側頭葉、頭頂葉の障害、
　　VaDは皮質下白質の障害で
　　　　　前頭葉の障害めだつ
　　　　　症状の変動も特徴の一つ

メモ：DLB

■　認知症（記憶障害の軽いADに似ている）
　　　　DLB→通常型（AD病理あり）
　　　　　　　純粋型（AD病理なし）
■　パーキンソン症状
■　幻視
■　症状の変動
■　レム睡眠行動障害
■　易転倒性
■　薬物過敏性（副作用が出やすい）
　　　　コリン作動薬、抗うつ薬、抗精神病薬など
■　うつ病多い（難治性の高齢者のうつには注意）

メモ：AD vs DLB

■　記憶障害：　　　　　　AD＞DLB
■　見当識障害：　　　　　AD＞DLB
■　注意障害：　　　　　　AD＜DLB
■　失語、失行、失認：AD＞DLB
■　視空間機能障害：AD＜DLB
■　遂行機能障害：　　　AD＜DLB
■　認知機能の変動：AD＜DLB

■　脳MRIで、DLBは海馬の萎縮軽い
■　脳SPECTで、ADは後頭葉→、DLBは後頭葉↓↓

軽微なパーキンソン症状の見出し方

● 静止時振戦
- 安静＋計算負荷による誘発
- 精神的緊張、反対側上肢の随意運動、歩行負荷にても増強
- 随意運動遂行中は軽減～消失

● 筋強剛
- 信号機現象
- 反対側上肢の随意運動負荷による誘発性の筋強剛増強
- 手首固化徴候
- 短縮反応、Westphal徴候（逆説性収縮）

● 寡動～無動
- tap-diadochokinesis : finger tapping + diadochokinesis
（パーキンソン病では異なった動作を同時に営むことが困難）
- 外的、内的Cue（合図、手がかり）による改善

● 姿勢反射障害
- 前方突進現象、後方突進現象
- 特にretropulsion

メモ：FTLD

■ 「我が道を行く」
■ 人格変化
　（自己中心的、短絡的、意欲低下、だらしない）
■ 言語障害（漢字が書けない、読めない）
■ 行動異常（繰り返し行動など）
■ 無関心
■ 転導性亢進、注意障害（立ち去り行動）
■ 被影響性亢進（模倣行為など）
■ 強迫行為
■ 食行動異常
　（食欲亢進、嗜好の変化、同じ物ばかり食べる）
■ 周徊行動
■ 時刻表的行動（途中で万引き等も）

メモ：AD vs FTLD

- ■ エピソード記憶障害： AD＞FTLD
- ■ 意味記憶障害： AD＜FTLD
- ■ 注意障害： AD＞FTLD
- ■ 失語、失行、失認： AD？FTLD
  （ADは流暢型、FTLDは非流暢型が多い）
- ■ 視空間機能障害： AD＞FTLD
- ■ 遂行機能障害： AD＜FTLD
- ■ Squalor syndrome（ゴミ屋敷症候群）
- ・多くは独居で社会的に孤立
- ・基礎疾患：統合失調症、発達障害、強迫性障害、
  脳血管障害、認知症（高齢者はこれが多い））
- ・ADは複合的な要因（ごちゃごちゃ）、FTLDは収集癖による（きれい）

進行性核上性麻痺（PSP）

核上性眼球運動麻痺（垂直方向；特に下方視）

項部ジストニー（頸部後屈）

偽性球麻痺（構音・嚥下障害）

錐体外路徴候（早期から転びやすい）

筋強剛（頸部＞四肢）

認知症（前頭側頭型）

排尿障害

前頭葉萎縮、脳幹被蓋部萎縮、第三脳室拡大

多発性脳梗塞の合併（32.8%；Dubinsky et al, 1987）

パーキンソン症候＋認知症

表1. 代表的な認知症性疾患の特徴的神経症候

	DAT	VaD	DLB/PDD	FTLD	PSP	CBD	iNPH
眼球運動障害 （特に、垂直性注視麻痺）					○	○	
球麻痺		△					
筋萎縮				○ 【FTLD-MND】			
錐体路徴候 （偽性球麻痺、腱反射亢進、痙縮、 バビンスキー徴候など）		○		○ 【FTLD-MND】	○	○	
パーキンソニズム （筋強剛、無動、安静時振戦、 姿勢反射障害など）		○	○		○	○	
協調運動障害		△			△ 【PSP-C】		
前頭葉徴候 （把握反射、手掌頤反射、 Gegenhaltenなど）		○	△	○	○	○	○
自律神経異常 （膀胱直腸障害や起立性低血圧）			○				
歩行障害		○ （痙性歩行、小歩、 摺り足）	○ （小刻み歩行）		○ （小歩、 摺り足）	○ （小歩、 摺り足）	○ （摺り足、 磁性）

認知症性疾患における歩行障害の鑑別の要点

	iNPH	パーキンソン病	PSP	小脳性運動失調症
姿勢	直立（躯幹は伸展）	前傾（躯幹屈曲）	直立（躯幹は伸展）	しばしば屈曲
足の構え	広い	狭い	しばしば広い	広い
歩行開始	開始困難	開始困難	開始困難	正常
姿勢反射	しばしば喪失	初期は保存、 晩期は喪失	初期から喪失	保存
足の運び	摺り足、磁性	小刻み、摺り足	小刻み、摺り足	不規則、動揺、ジグザグ
歩幅	短い	短い	短い	不規則
速度	遅い	きわめて遅い	きわめて遅い	不規則／遅い
腕の振り	正常／増大	減少〜消失	正常／減少	正常／増大
転回	すくみ、摺り足	すくみ、摺り足	すくみ、摺り足	急速
視覚キューの効果	多少あり	あり	あり	なし
転倒	頻繁	後期（突進、転倒）	頻繁（転倒）	まれ
継ぎ足歩行	しばしば不可能	正常	正常／拙劣	不可能
膝踵試験	正常	正常	正常	異常
筋トーヌス	パラトニア	強剛	強剛（躯幹中心）	低緊張／強剛

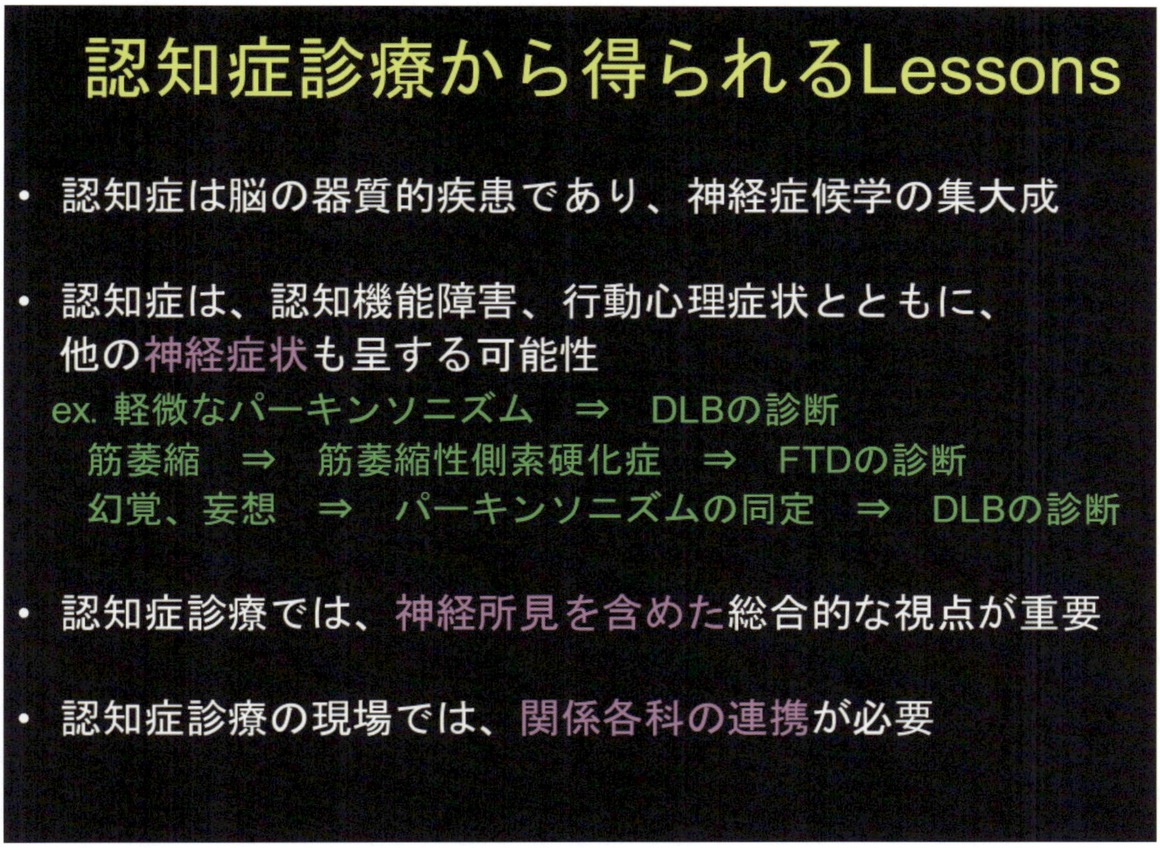

認知症診療から得られるLessons

- 認知症は脳の器質的疾患であり、神経症候学の集大成

- 認知症は、認知機能障害、行動心理症状とともに、
他の神経症状も呈する可能性
ex. 軽微なパーキンソニズム　⇒　DLBの診断
　　筋萎縮　⇒　筋萎縮性側索硬化症　⇒　FTDの診断
　　幻覚、妄想　⇒　パーキンソニズムの同定　⇒　DLBの診断

- 認知症診療では、神経所見を含めた総合的な視点が重要

- 認知症診療の現場では、関係各科の連携が必要

Ⅲ　認知機能検査の実際

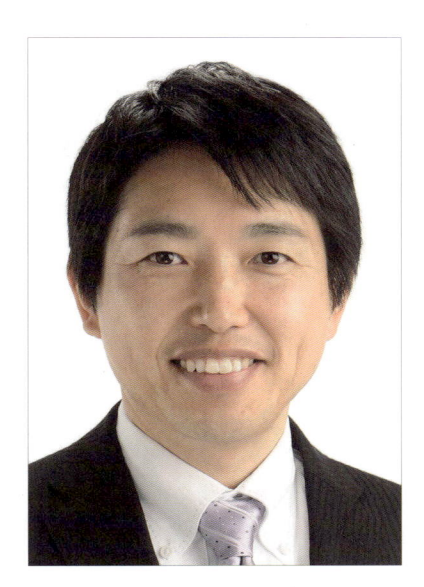

數 井　裕 光（かずい　ひろあき）

出生地：兵庫県神戸市

1989 年　鳥取大学医学部卒業，大阪大学医学部神経科精神科に入局

1990 年　兵庫医科大学救命救急センター

1991 年　大阪大学大学院医学系研究科博士課程入学（1995 年終了，医学博士授与）

1997 年　兵庫県立高齢者脳機能研究センター臨床研究科老年精神科研究室室長

2002 年　大阪大学大学院医学系研究科精神医学教室助手

2006 年　同　講師

2018 年 1 月　高知大学医学部神経精神科学教室教授，大阪大学キャンパスライフ健康支援センター特任教授。

　専門は，老年精神医学，神経心理学，高次脳機能障害学。主な研究テーマは認知症疾患の症候学的・神経画像学的研究。認知症の行動・心理症状の治療法を確立するための website「認知症ちえのわ net」を開発。治る認知症「iNPH」の診療・研究にも取り組んでいる。

認知機能検査の実際

高知大学医学部
神経精神科学教室

數井裕光

認知機能検査の目的

- 認知機能を効率的、客観的に評価するため
  - 認知症の原因疾患の診断のため
    - 疾患によって障害されやすい認知機能が異なる
  - 生活・介護支援法を検討するため
    - 障害/残存機能を明らかにすることが必要
  - 専門者間の情報伝達を促進するため
    - よく行われる検査ならば、得点でだいたいの程度が想像できる
      - MMSE２６点の患者さん
      - MMSE８点の患者さん

認知機能検査の進め方

- 主訴、病歴、初診時現症から原因疾患の候補を考える
- スクリーニング検査を行う
  - Mini-mental state examination (MMSE)
  - 改訂長谷川式簡易知能評価スケール(HDS-R)
- 診察やスクリーニング検査結果に応じて、詳細な認知機能検査を選択し、実施する
  - 疑われた認知機能障害の確認
  - さらに障害機能と残存機能の明確化
    - 記憶障害：視覚性障害？、言語性障害？
    - 言語障害：理解は？、喚語は？、復唱は？

MMSEとHDS-Rの違い

	MMSE	HDS-R
スクリーニングの対象患者	認知機能障害 （原著では、気分障害、統合失調症、パーソナリティ障害、神経症患者も対象）	認知症 （特に軽症のアルツハイマー病）
下位検査	言語検査 視空間認知検査 （広い範囲の認知機能）	遂行機能検査 （軽症ADが苦手な認知機能）
計算と注意機能	Serial 7で同時に評価	引き算課題（「7」引くと教示可）と 逆唱課題で分けて評価
開発国	米国	日本

ＭＭＳＥ下位検査の失点と認知症の原因疾患

- 認知症は重症ではないにもかかわらず以下の下位検査に失点がある。
  - 言語課題
    - 呼称：ＳＤ、ＬＰＡ
    - 復唱：ＬＰＡ
  - 図形模写課題：若年性ＡＤ、ＣＢＳ、ＤＬＢ
  - Ｓｅｒｉａｌ　７：ＶａＤ、iNPH
  - 3単語遅延再認：ＡＤ

ADAS-cog (Alzheimer's Disease Assessment Scale-cognitive subscale)

- ADの認知機能の経時的進行や治療効果などの変化を評価することを目的に作成
  - 経過観察、治療効果判定においてMMSEはやや鈍
    - ＭＭＳＥでは、ADの場合、3単語遅延再生、Ｓｅｒｉａｌ7、見当識で失点した後しばらくは、病気が進行しても得点が低下しない
- ＡＤで失点しにくい注意・集中検査は含まれていない
- 減点法で表現され、得点が大きい方が悪い
  - 9/10がカットオフ値
- 再認課題で、虚再認があると得点が見かけ上よくなるのは問題

認知症患者によく実施される検査

- 記憶検査：日常生活の出来事をある程度覚えている患者。うつ病との鑑別。MCI。
  - WMS-R、RBMT、Rey-Osterrieth複雑図形記憶
- 視空間認知機能検査：早期から道に迷う、幻視を認める、見たものが何だかわからない、着衣障害。若年発症のAD、CBS、DLB、右側頭葉優位型SD
  - Rey-Osterrieth複雑図形模写、WAIS-III積木、VPTA
- 言語検査：進行性失語症（PNFA、SD、LPA）
  - SLTA、WAB、物品呼称・指示検査
- 前頭葉機能検査：前頭葉症状（注意・遂行機能障害、精神運動速度低下）を有する患者。FTLD、VaD、iNPH
- FAB、TMT、WAIS-IIIの数唱・符号

Wechsler Memory Scale-Revised (WMS-R)

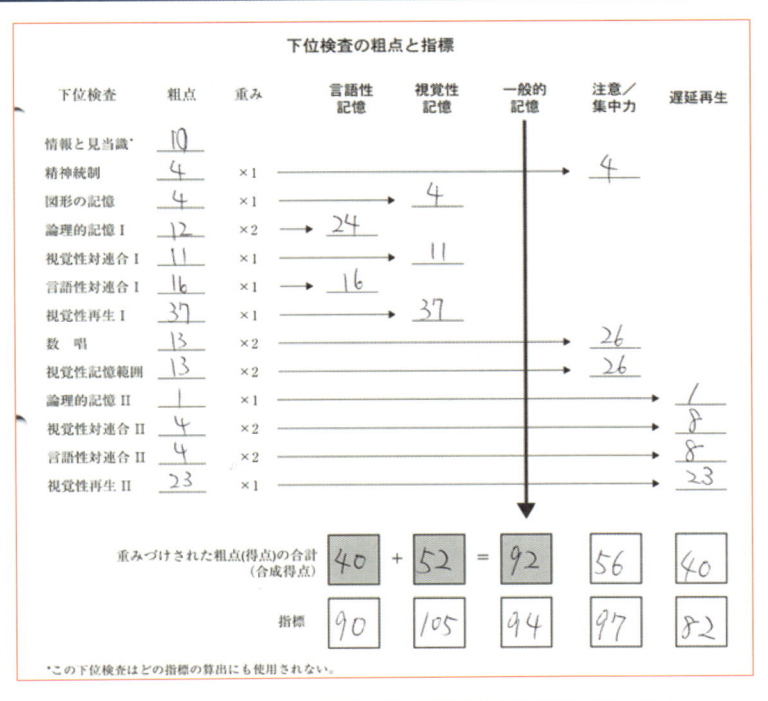

粗点を年齢補正→指標。
　　　平均100
　　　1SD＝15
健常者の95％は、
指標70-130
　　80以上：健常
　　70－79：境界
　　70未満：異常
指標間比較も可。

全検査：1時間半
MCIは論理的記憶
のみで判定

リバーミード行動記憶検査
（Rivermead Behavioural Memory Test：RBMT）

- 記憶障害による日常生活上の支障を予測するために作成
  - 日常生活で遭遇する場面を想定して課題が選択され、近い状況で検査される。
    - 人の顔と名前の連合記憶
    - ある道順を覚えその通り、たどらせる道順の記憶
    - prospective memory （展望記憶、予期的記憶、前方視的記憶）の課題が含まれている。
      - 道順の記憶課題中のある場所で、ある用事を行うよう
      - アラームが鳴った時に、決められた言葉を言う
- 同等の難易度の４つの並行バッテリーが用意されている。
- 全検査：27分
- 標準プロフィール点カットオフ：MCI/NC:16/17、AD/MCI: 5/6

Rey-Osterrieth Complex Figure Test (ROCFT)の3分後再生

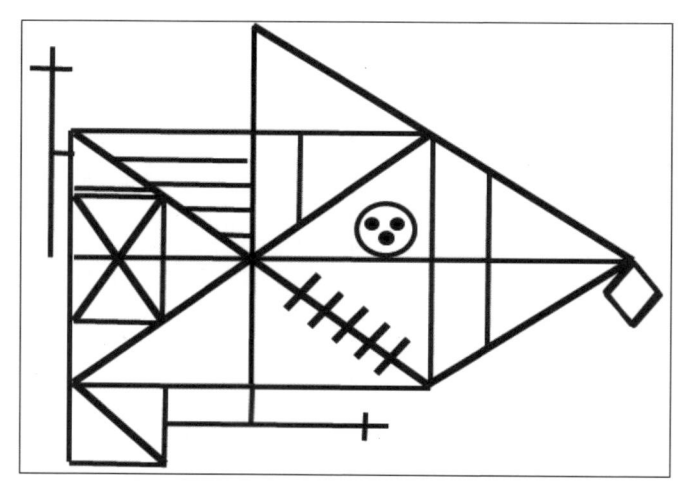

- 「覚えてください」とは教示しない
- 模写をした3分後に思い出して描くよう指示
- 言語化しにくい図形と考えられている

日常記憶チェックリスト
（Everyday Memory Checklist: EMC）

最近1ヶ月間の生活の中で、以下の13項目がどれくらいの頻度であったかを評定させる。

		全くない	時々ある	よくある	常にある
1	昨日あるいは数日前に言われたことを忘れており、再度言われないと思い出せないことがありますか？	0	1	2	3
2	つい、その辺りに物を置き、置いた場所を忘れてしまったり物をなくしたりすることがありますか？	0	1	2	3
3	物がいつもしまってある場所を忘れて、全く関係のない場所を探したりすることがありますか？	0	1	2	3
4	ある出来事が起こったのがいつだったかを忘れていることがありますか？（例：昨日だったか、先週だったか）	0	1	2	3
5	必要な物を持たずに出かけたり、どこかに置き忘れて帰ってきたりすることがありますか？	0	1	2	3
6	自分で「する」と言ったことを、し忘れることがありますか？	0	1	2	3
7	前日の出来事の中で、重要と思われることの内容を忘れていることがありますか？	0	1	2	3

EMCを用いた患者の自己評価と介護者評価

- **対象**：CDRが0.5か1の軽症AD103例

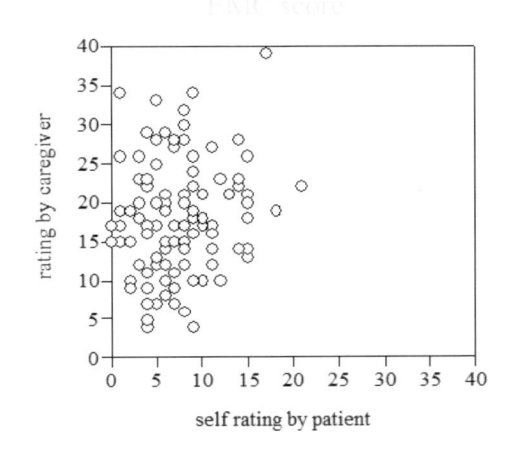
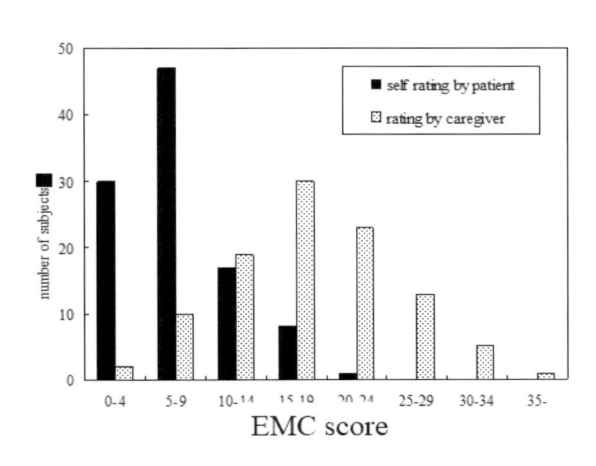

Rey-Osterrieth Complex Figure Test (ROCFT)の模写

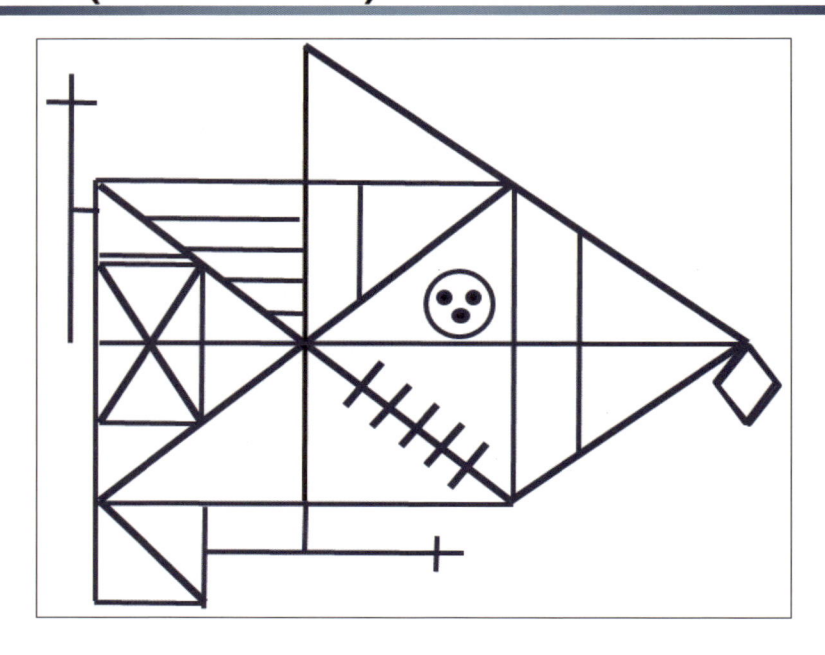

WAIS−Ⅲ

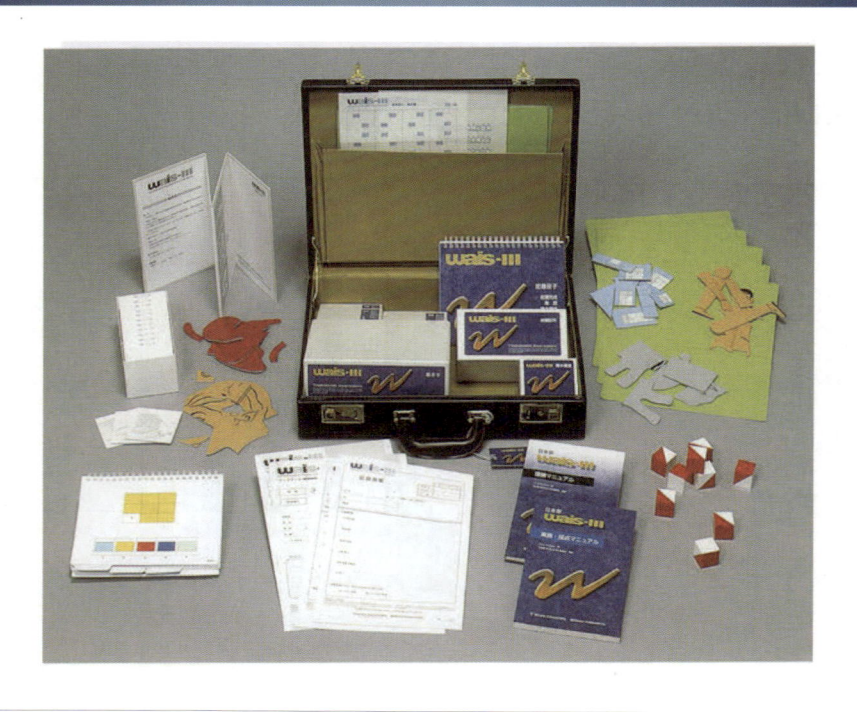

WAIS-Ⅲプロフィール

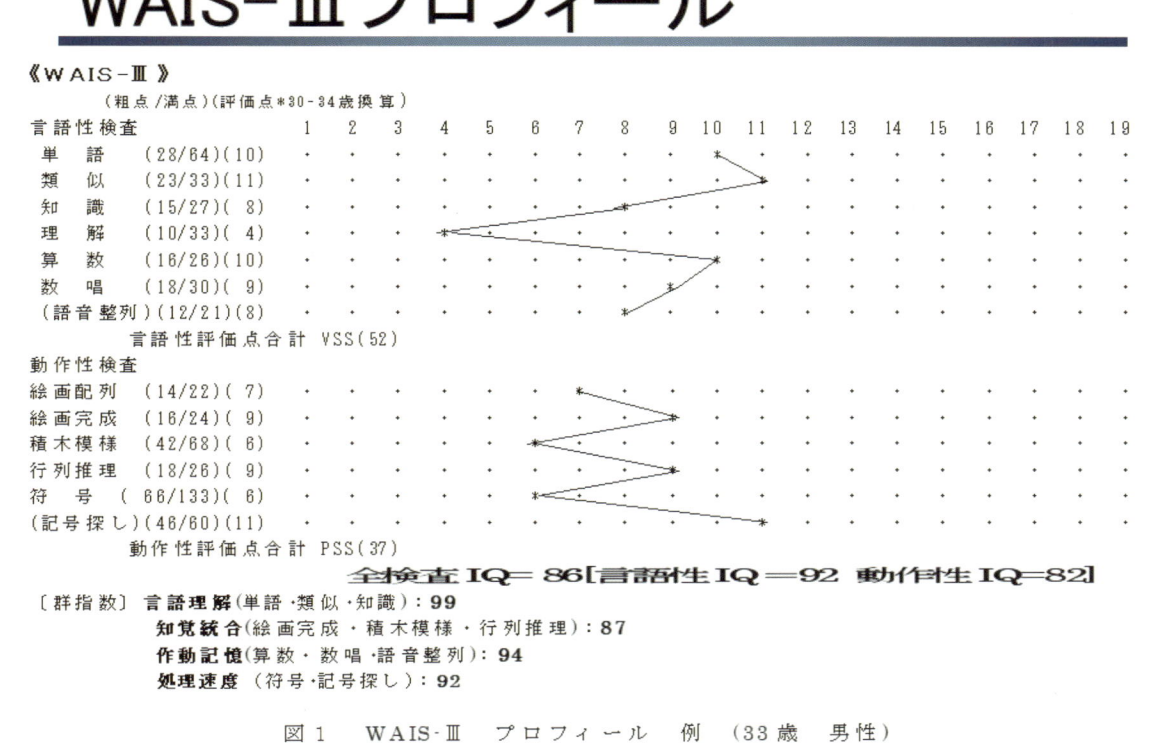

《WAIS-Ⅲ》
（粗点/満点）（評価点＊30-34歳換算）

言語性検査		1	2	3	4	5	6	7	8	9	10	11	12	13	14	15	16	17	18	19
単 語	(28/64)(10)										•									
類 似	(23/33)(11)											•								
知 識	(15/27)(8)								•											
理 解	(10/33)(4)			•																
算 数	(16/26)(10)										•									
数 唱	(18/30)(9)									•										
（語音整列）	(12/21)(8)								•											

言語性評価点合計 VSS(52)

動作性検査		1	2	3	4	5	6	7	8	9	10	11	12	13	14	15	16	17	18	19
絵画配列	(14/22)(7)							•												
絵画完成	(16/24)(9)									•										
積木模様	(42/68)(6)						•													
行列推理	(18/26)(9)									•										
符 号	(66/133)(6)						•													
（記号探し）	(46/60)(11)											•								

動作性評価点合計 PSS(37)

全検査IQ＝ 86[言語性IQ ＝92 動作性IQ＝82]

〔群指数〕 **言語理解**（単語・類似・知識）：**99**
知覚統合（絵画完成・積木模様・行列推理）：**87**
作動記憶（算数・数唱・語音整列）：**94**
処理速度 （符号・記号探し）：**92**

図1 　WAIS-Ⅲ 　プロフィール 　例 　（33歳 　男性）

WAIS-Ⅲ積木模様課題

- ＷＡＩＳ－ＩＩＩは下位検査ごとに標準化され、正常/異常の判定ができるため使用しやすい。

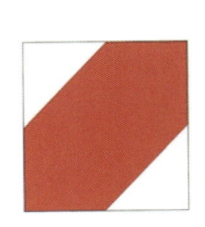
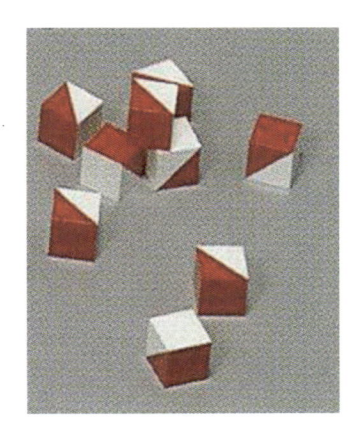

時間制限があるため、精神運動速度の影響を受けることに注意が必要

Visual Perception Test for Agnosia(VPTA)

- 日本失語症学会で作成された視覚認知を全般的に評価する検査
  - 視知覚の基本機能
  - 物体認知
  - 同時失認
  - 相貌認知
  - 色彩認知
  - シンボル認知
  - 視空間の認知と操作
  - 地誌的見当識

視覚計数検査
指を使わずに、目だけで数えてもらう

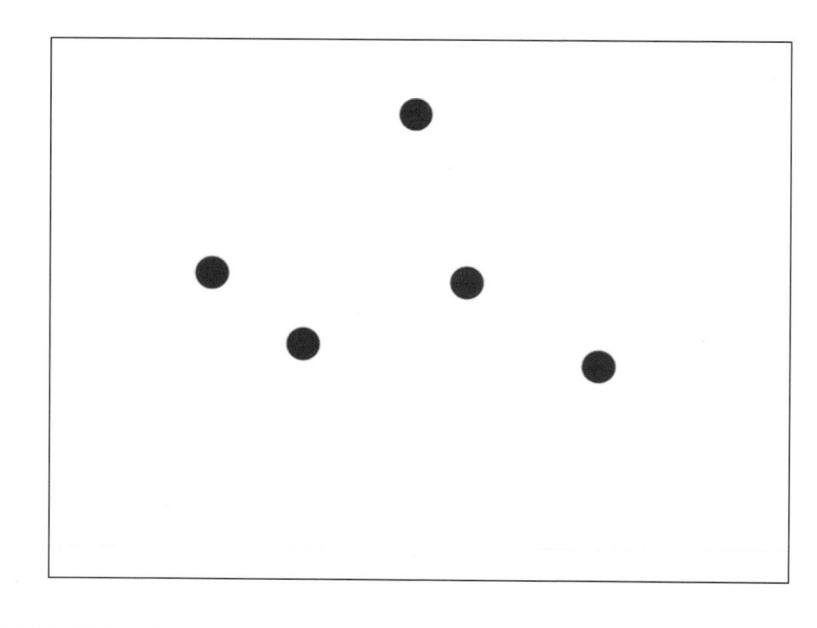

富田 満夫〔医学博士〕著

プライマリ・ケアにおける

慢性骨盤痛

——筋骨格系からのアプローチ——

B5 判上製 124P 本体 3000 円 ISBN978-4-88352-262-0 C3047　¥3000E

筆者は無床診療所の整形外科に勤務をはじめて 50 年近くなろうとしている.

無床の診療所では腰痛，肩こり，関節痛などいわば日本人の身体愁訴のワーストスリーが診療の主な対象である.

とくに中年期以後の女性の慢性腰痛・慢性骨盤痛は多彩で頑固な訴え，客観的所見の乏しさ，治りにくさに筆者の無能をいやというほど知らされてきた.

しかしとりくみが進んでいる欧米でも慢性骨盤痛（chronic pelvic pain: CPP）は男性では 10% 以下であるが女性では約 20% 以上とされ，婦人科受診者の 10% 以上を占めているという．腹腔鏡検査の約 40% は慢性骨盤痛の精査のためといわれるが，それでも約半数以上は原因不明とされている．所見としてみられる子宮内膜症や腹腔内の癒着が慢性骨盤痛の原因とされ，子宮摘出術や癒着剥離などの手術が行われているが，手術成績は不良である.

このように診断や治療に難渋して，とどかなかった葡萄に悪態をついたキツネのように，厄介な痛み（enigmatic pain），診断の屑籠（diagnostic garbage），20 の（多くの）診断名を持つ病気（maladie aux vingt noms）などの報告さえ見られる.

筆者はこの間に多くの患者から，難治性で知られる閉経期以後の女性の腰痛（骨盤痛）は単なる不定愁訴ではなく，愁訴に一致する身体的所見が見られること，自律神経系との関わりが深いことなどを教えられてきた．このため全身的な心身のリラクセーションを中心に診療を行い，その結果を学会や論文・著書「更年期前後の婦人の腰痛」（「整形外科」誌 1989），「中高年女性の腰痛」（創風社 1999）で報告を行ってきた.

一方近年になって筋筋膜性骨盤痛（myofascial pelvic pain）または筋骨格性骨盤痛（musculoskeletal pelvic pain）としての報告が増加し，慢性骨盤痛に筋骨格系が高率に関連しているとされている.

いわば主として婦人科領域から対象とされてきた慢性骨盤痛が整形外科領域からも積極的にかかわることが必要とされてきている.（「はじめに」より）

株式会社　創風社　　東京都文京区本郷 4—17—2　　　　振替　00120—1—129648　TEL 03—3818—4161

soufusha.co.jp　　　　　　　　　　　　　　　　　　　　　　　　　　　　FAX 03—3818—4173

······················· きりとり線 ·······················

創 風 社 刊
申 し 込 み 書

TEL 03—3818—4161

FAX 03—3818—4173

書店でご購入の場合，この用紙をお持ちください。

富田　満夫『慢性骨盤痛』

ISBN978—4—88352—262—0

本体 3000 円（　　　）部

創風社 図書目録 希望（　　　）部

取り扱い書店名

富田　満夫（医学博士）著

皮部療法──経絡への皮膚感覚的アプローチ

B5判上製　224頁　3500円

　経脈に対する皮膚刺激を筆者は「皮部療法」と称して，日常診療に頻用してきた。筆者の経験では，慢性の運動器疾患・症状である腰痛，肩こり，関節痛などについて「経筋療法」と同様にそのよい適応となる。さらに内臓疾患にもその適応は考えられるが，筆者には能力を超えるため今後の課題としていきたい。なお拙著『経筋療法』と同じように，本書でも経穴や鍼治療および局所療法については述べていない。後述するが，筆者は経穴間の連関である現在の経脈よりも，鍼治療より古い歴史をもつ砭石などの皮膚刺激による響き（循経感伝現象）をもとにした経脈の発見が先行したものと考えている。したがって中国の古代人の思考と実践の原点をたどり，経脈のみの微少刺激でも効果があることを述べていくつもりである。……『経筋療法』と同様に短時間の処置で即効的に効果をあげることができるため，それぞれ得意とする治療法を加えることによりさらなる効果が期待できると考える。快適な接触刺激が中心であり，患者への侵襲は少なく，副作用はみられない。第一線の医師，理学療法士，鍼灸師などはもちろん，看護や介護にあたる看護師をはじめとする職種にも知っていただきたい治療法と考えている。（はじめにより）

参考：創風社刊 富　田　満夫著
『中高年女性におくる Q&A 腰痛の治し方』 A5並製 150頁 1600円
『中高年 女性の腰痛』　　A5上製 150頁 2400円
『経筋療法』　　B5上製 160頁 3500円

㈱ 創風社　東京都文京区本郷4―17―2　振替　00120―1―129648　TEL 03―3818―4161
soufusha.co.jp　FAX 03―3818―4173

‥‥‥‥‥‥‥‥‥‥‥‥‥‥‥‥‥‥‥‥‥ きりとり線 ‥‥‥‥‥‥‥‥‥‥‥‥‥‥‥‥‥‥‥‥‥

創風社刊
申し込み書

TEL 03―3818―4161
FAX 03―3818―4173

書店でご購入の場合，この用紙をお持ちください。

皮部療法
──経絡への皮膚感覚的アプローチ

富田満夫著　本体 3500 円（　　　）部

ＩＳＢＮ978-4-88352-157-9

創風社 図書目録 希望（　　　）部

取り扱い書店名

富田満夫（長崎労働衛生コンサルタント事務所所長，整形外科医）

中高年女性におくる Q・A 腰痛の治し方

—— 腰 は 体 の 要，要 は 女 性 の 腰 ——

A 5 判 並 製　150頁　本体　1600円

この本を読まれる方はいままでたくさん出ている腰痛の本と考え方や治療法があまりにも違うことに驚かれると思います。ほとんどの治りにくい中高年女性の腰痛の原因が骨や軟骨の変化ではなくて自律神経の乱れにあるというのですから。

わたくしもいろいろ調べてみましたが、女性の腰痛と関係が深い整形外科と婦人科が総合的に診断、治療を検討した専門書や論文を見つけることができませんでした。　中高年女性の腰痛はいわば医学の暗い谷間におかれていたといえるでしょう。

したがって原因をあれこれ議論することも必要でしょうが、はっきりいって今の医学では腰の変化と腰痛との関係はわかっていないことが多いのです。

でも心配はいりません。大切なことはいたみを和らげることなのです！

治療でただちにいたみが軽くなればいくら骨や軟骨に変化があっても、いたみとは関係がないということになります。したがって自律神経のバランスの乱れが主な原因であることを証明することにもなるのです。

株式会社　創 風 社　東京都文京区本郷4−17−2　　　　　TEL 03−3818−4161
振替　00120−1−129648　FAX 03−3818−4173

································ きりとり線 ································

創 風 社 刊
申 し 込 み 書

TEL 03−3818−4161
FAX 03−3818−4173

書店でご購入の場合，この用紙をお持ちください。

Q・A 腰痛の治し方

ISBN4−88352−023−4

富田　満夫著　本体　1600円（　　　）部

取り扱い書店名

未知相貌の異同弁別検査

相貌認知障害の患者に施行

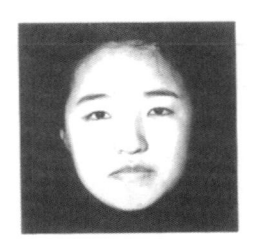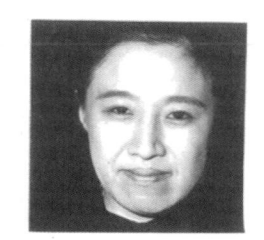

熟知相貌検査

右側頭葉優位型ＳＤ患者に施行

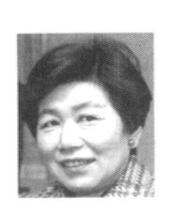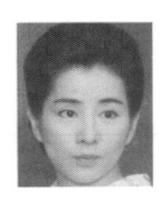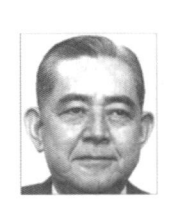
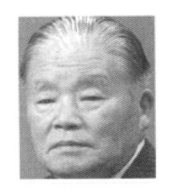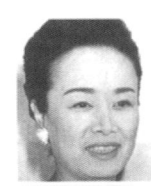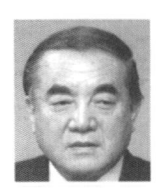

第2版：小泉純一郎、鳩山由紀夫、イチロー、松井秀喜、アントニオ猪木、北野武、泉ピン子ら

シンボル認知検査

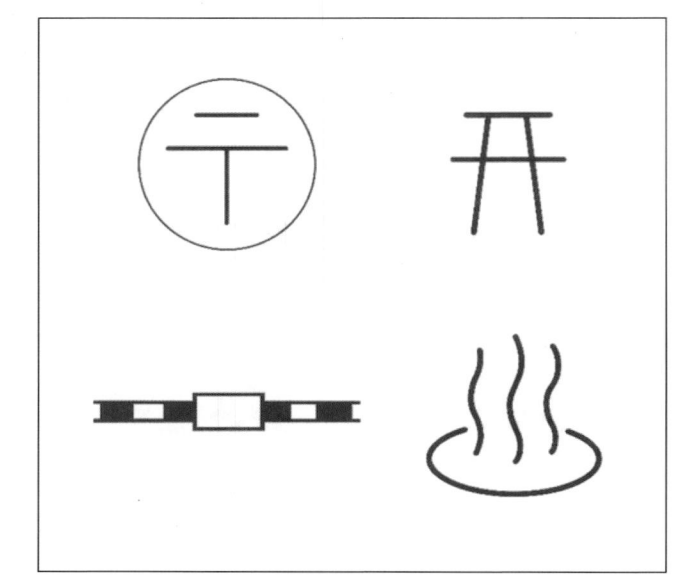

錯綜図検査

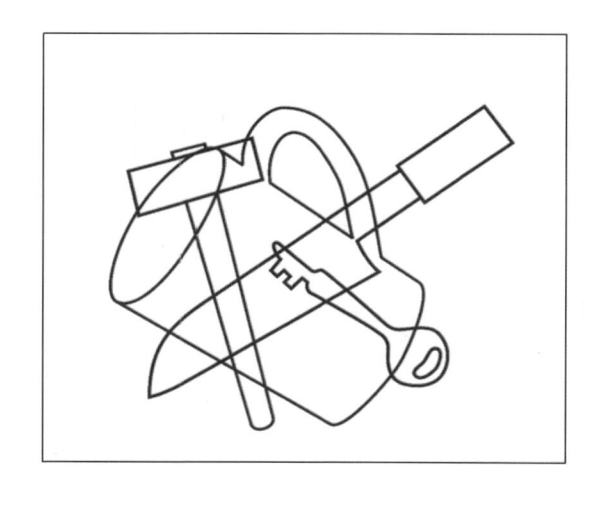

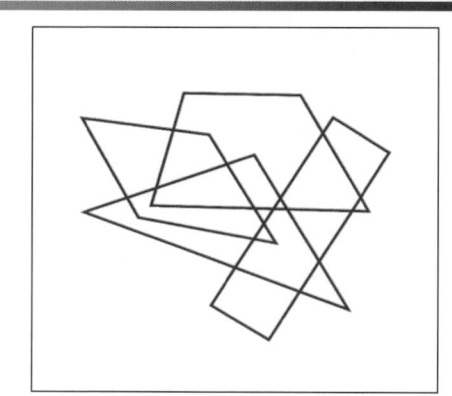

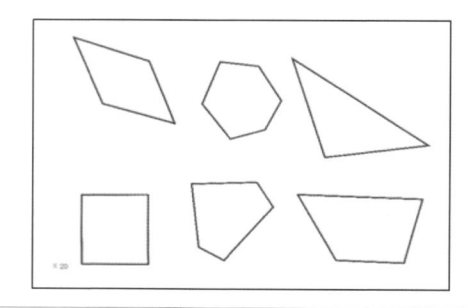

総合的言語検査

- ＳＬＴＡ
  - 最も行われている
  - 下位検査結果ごとの得点のみ
- ＷＡＢ
  - 総合的言語指数ＡＱが計算される

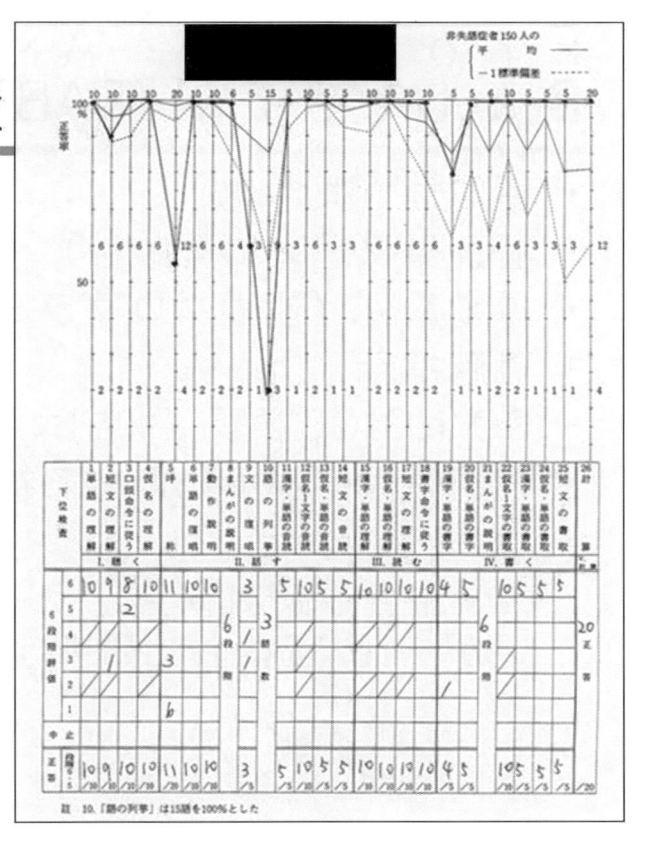

失語症語彙検査

- 語彙判断：
  - 漢字2字語、平仮名3文字の単語を見せて、見たことがあるか問う
  - 3モーラの名詞を聞かせて、聞いたことがあるか
- 名詞、動詞の表出・理解（聴覚的・視覚的）検査
  - 図版を見せてこれは何か、何をしているか
  - 〇〇はどれですか？
- 類義語判断検査：２つの単語が同じ意味か異なるか
- 意味カテゴリー別名詞検査
  - 呼称検査（200語）・聴覚的理解検査（200語）

Ｆｒｏｎｔａｌ　Ａｓｓｅｓｓｍｅｎｔ　Ｂａｔｔｅｒｙ (FAB)

- 類似性（概念化）
- 語列挙（思考の柔軟性）
- 運動系列（運動プログラミング）
- 葛藤指示
- GO/NO-GO課題（抑制コントロール）
- 把握行動（環境に対する被影響性）

- カットオフ値は研究によって様々で統一していないが、15/16におく研究が多い。

精神運動速度：WAIS-ⅠⅠⅠの符号課題

精神運動速度と遂行機能
Trail Making Test

(A)

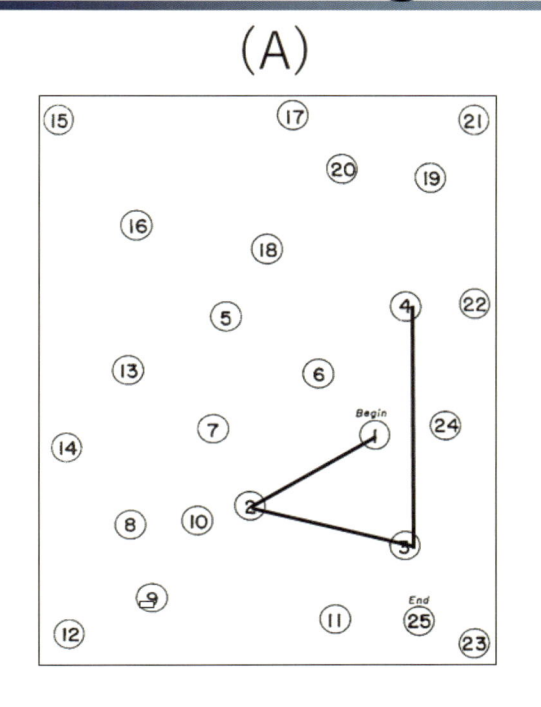

(B)

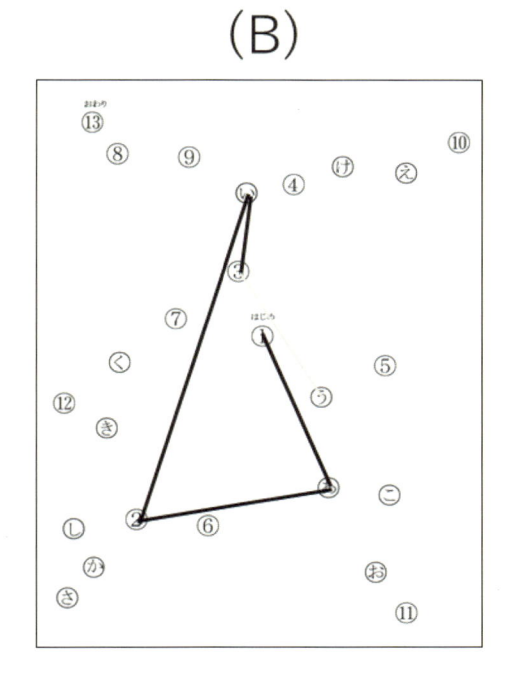

推論：
Raven Color Progressive Matrices

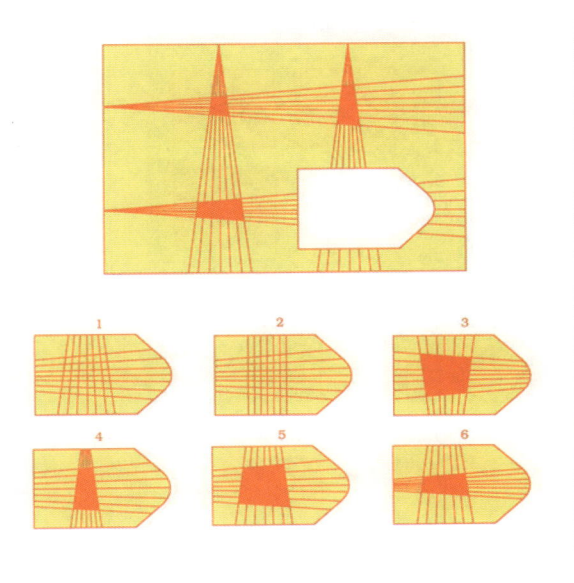

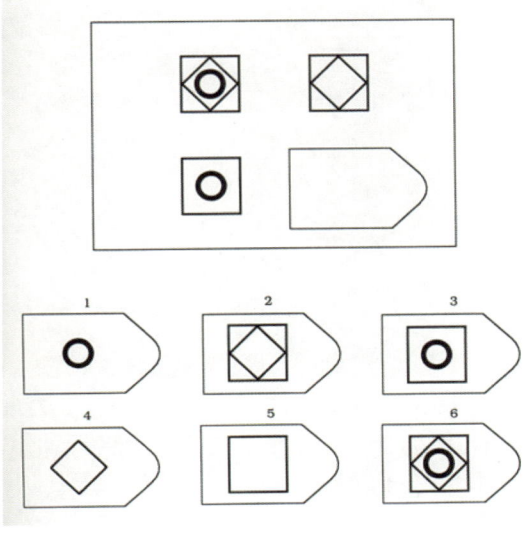

推論：
<u>ＷＡＩＳ-IIIの行列推理</u>

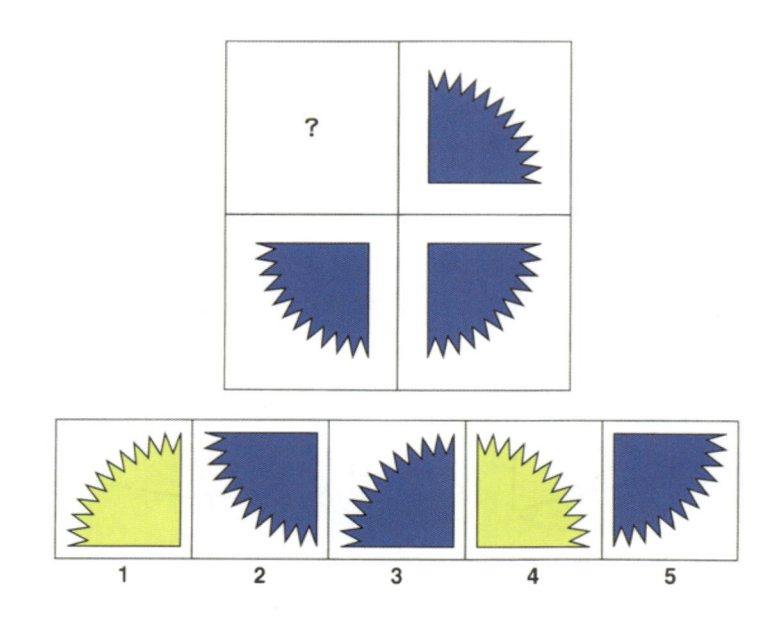

高度な遂行機能（保続も）
<u>Wisconsin Card Sorting Test</u>

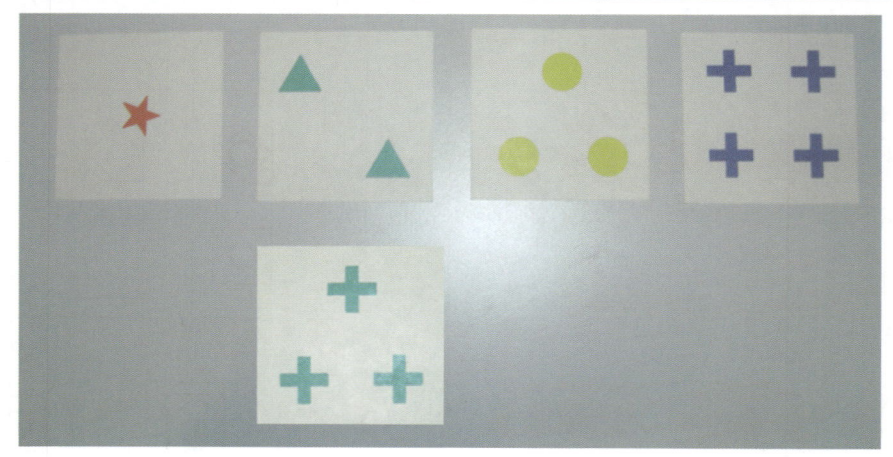

・被験者に色、形、数のどれかの基準によって48枚のカードを分類させるのであるが、基準は教示しない。
・規則を推論させることが課題。
・検者は正答か誤答かのみを答える。
・6枚連続して正答した場合、予告無しに分類の規則を変える。

認知機能検査施行時の留意点

- 患者さんが安心して受検できる環境が重要。
  - 静穏な部屋で一人で受けてもらう。
  - 予約時間通り開始し、段取りよく検査を進める。
- 得点は様々な要因の影響を受けることを知る。
  - 検査の実施方法
  - 患者の精神状態：不安、緊張、拒否、抵抗、思考緩慢、考え無精、立ち去り行動
  - 難聴、視力低下
  - 言語障害、視覚失認
    - 得点が悪いのに、生活自立度が高い時はこれらの影響を疑う。

認知機能検査施行時の留意点

- 得点に影響を与える要因が多い患者に対する実施は慎重に。
  - 重度の認知障害や精神症状を有する患者に対する詳細な検査
  - 顕著な言語障害を有する患者に対する言語を介する詳細な検査
- 認知機能検査の得点だけでは認知症の診断はできない。

Ⅳ　認知症診療における画像診断の実践

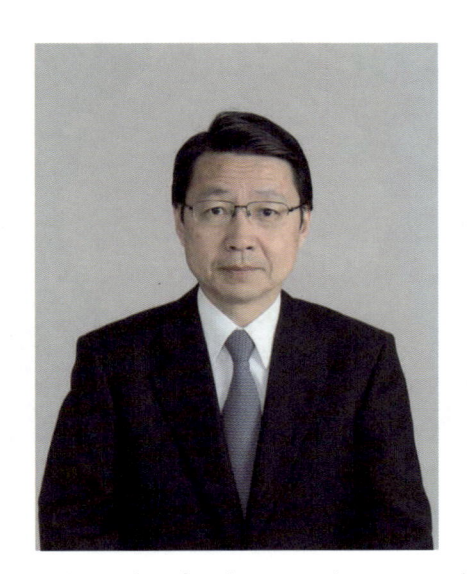

羽 生　春 夫（はにゅう　はるお）

東京医科大学 高齢総合医学分野 主任教授

1981 年 3 月　東京医科大学医学部卒業

1982 年 6 月　東京都老人総合研究所 神経病理部門

1985 年 3 月　東京医科大学大学院老年病学専攻博士課程卒業 医学博士

　　　　4 月　東京医科大学老年病科臨床研究医

1994 年 4 月　東京医科大学老年病科 講師

2005 年 2 月　東京医科大学老年病科 助教授

2007 年 4 月　東京医科大学老年病科 准教授

2009 年 11 月　東京医科大学老年病科 教授

2013 年 7 月　東京医科大学高齢総合医学分野（高齢診療科）教授

2015 年 9 月　東京医科大学病院副院長

　　　　　　　同 総合相談・支援センター長

　　　　　　　同 認知症疾患医療センター長

第2回日本脳神経外科認知症学会学術総会
もの忘れ診療のためのエッセンシャル（2018年6月24日、東京）

認知症診療における
画像診断の実践

東京医科大学　高齢総合医学分野（高齢診療科）

羽生　春夫

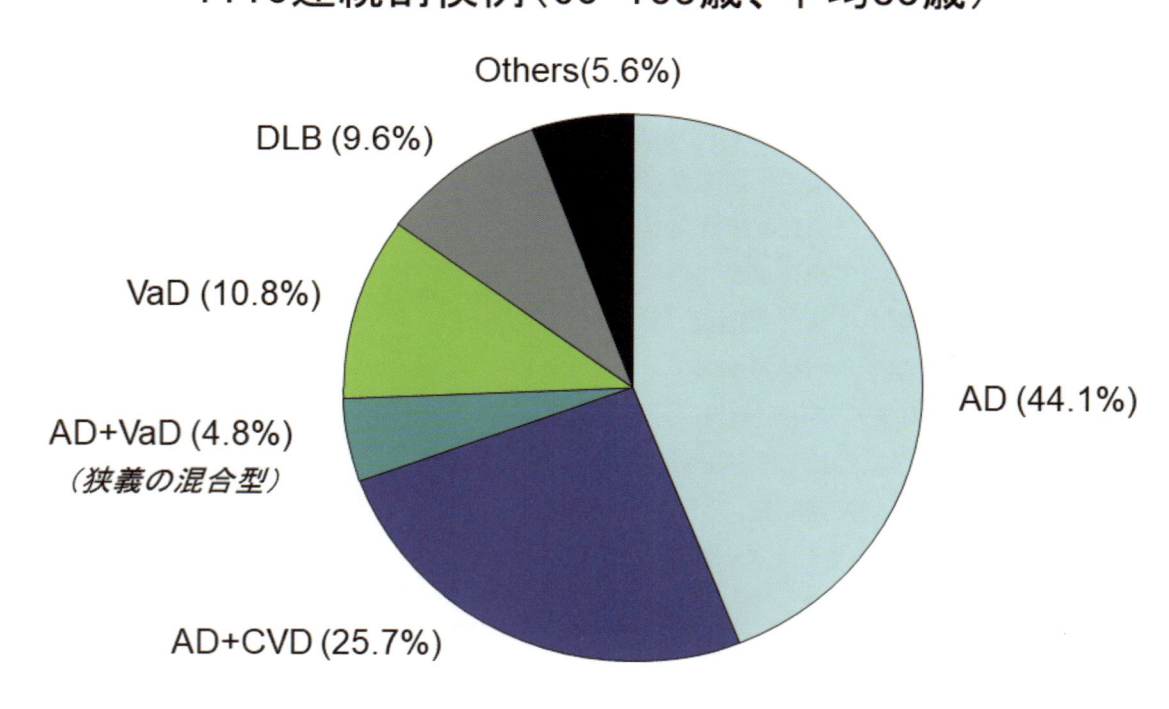

認知症の原因疾患
－1110連続剖検例（60−103歳、平均83歳）−

- Others(5.6%)
- DLB (9.6%)
- VaD (10.8%)
- AD+VaD (4.8%)（狭義の混合型）
- AD+CVD (25.7%)
- AD (44.1%)

Jellinger et al. J Neurol Sci 299:150-154, 2010

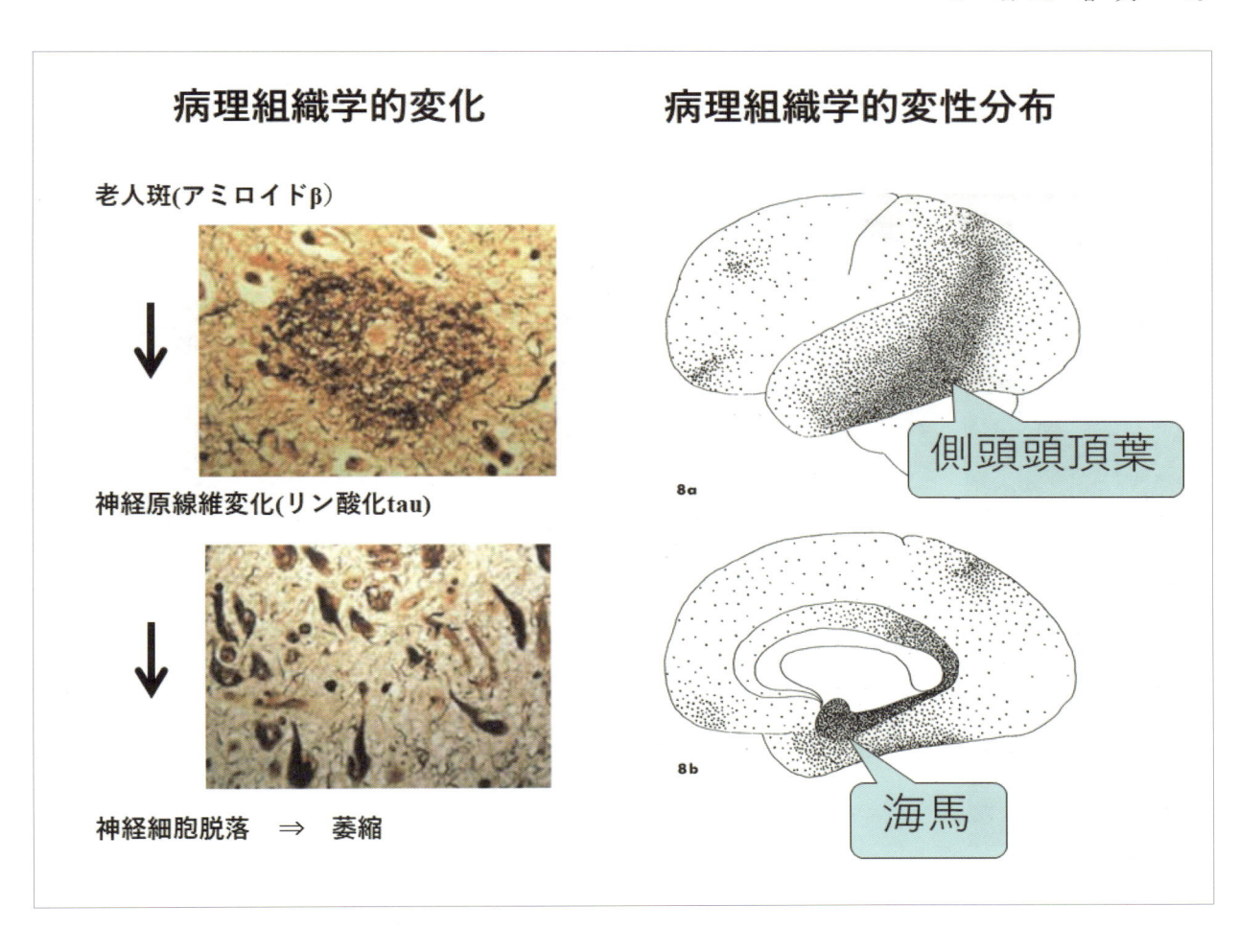

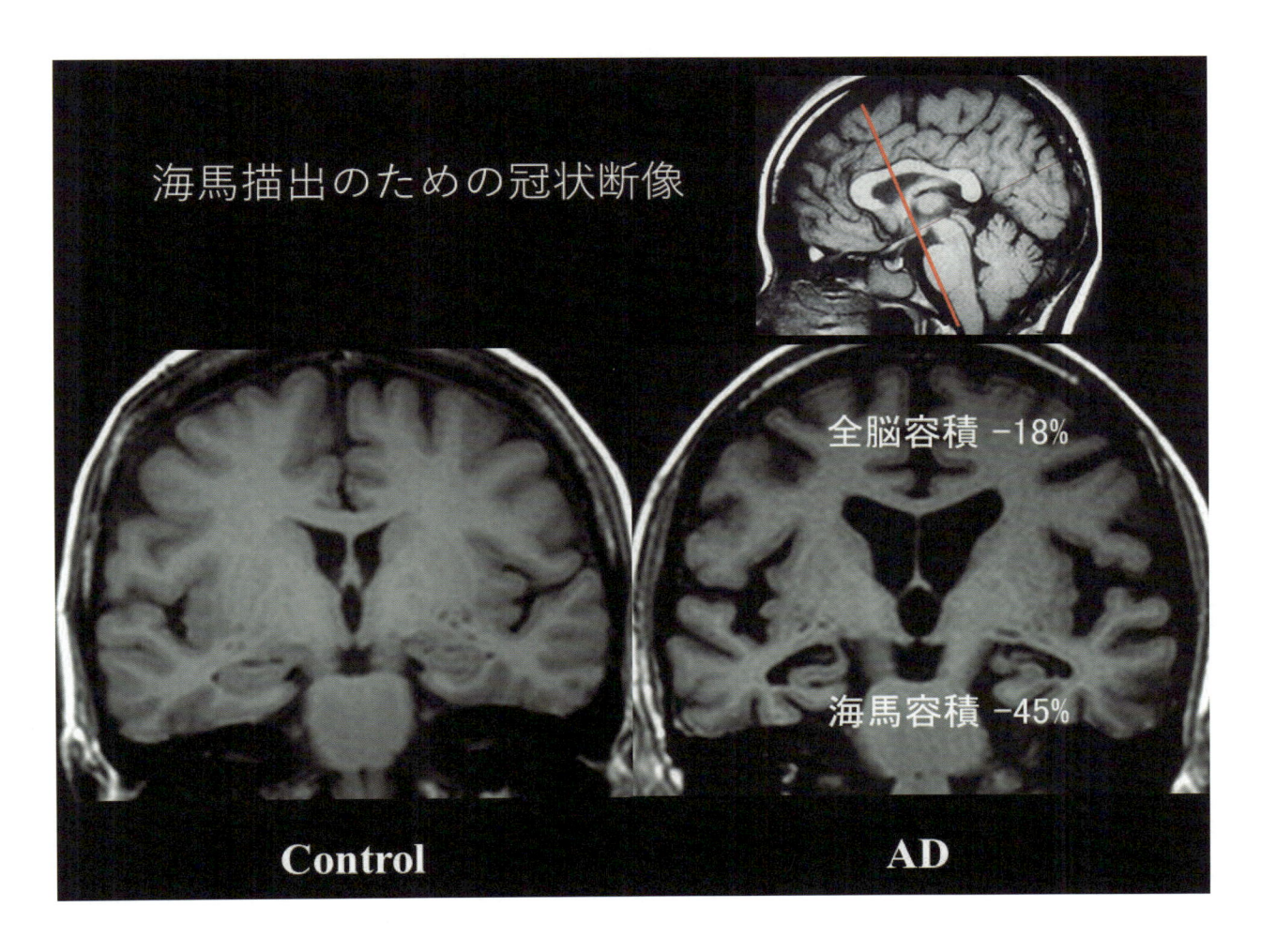

VSRAD (81歳、女性 mild AD MMSE 23/30)

VSRAD (z-score=2.77)

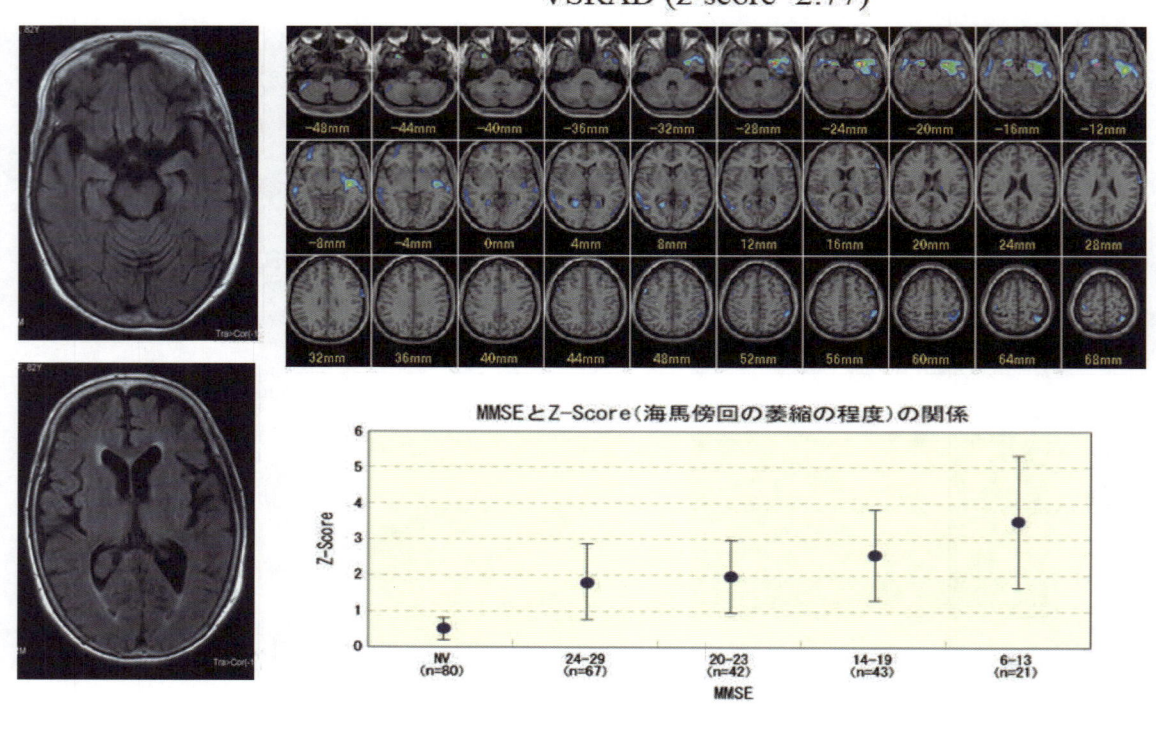

MMSEとZ-Score（海馬傍回の萎縮の程度）の関係

側頭頭頂葉病変（SPECT）

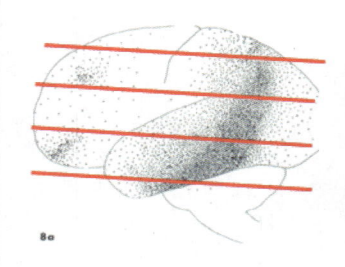

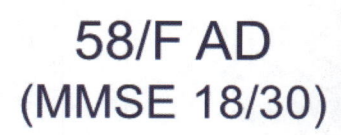

58/F AD
(MMSE 18/30)

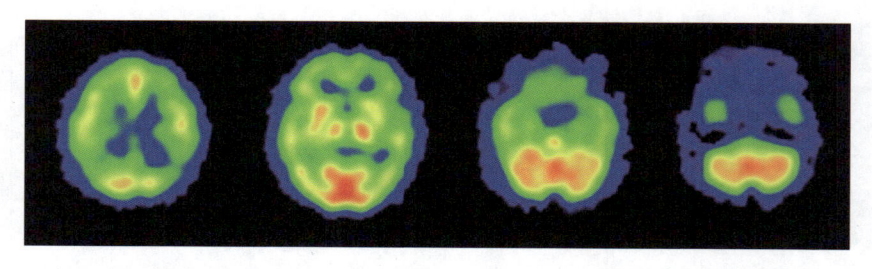

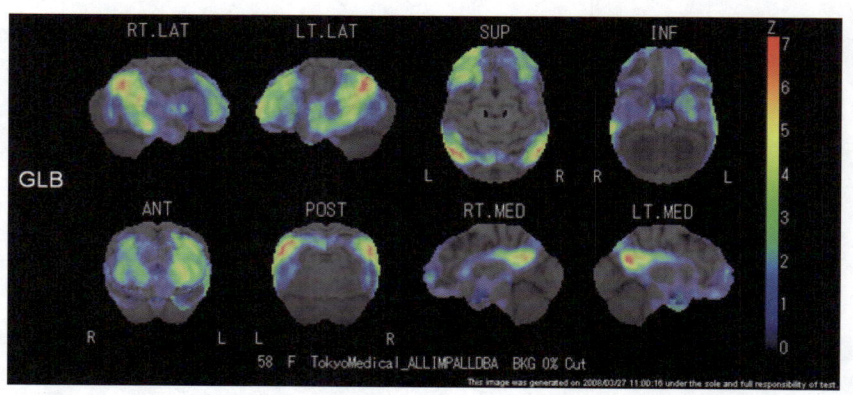

3D-SSP（側頭頭頂葉、後部帯状回の血流低下）

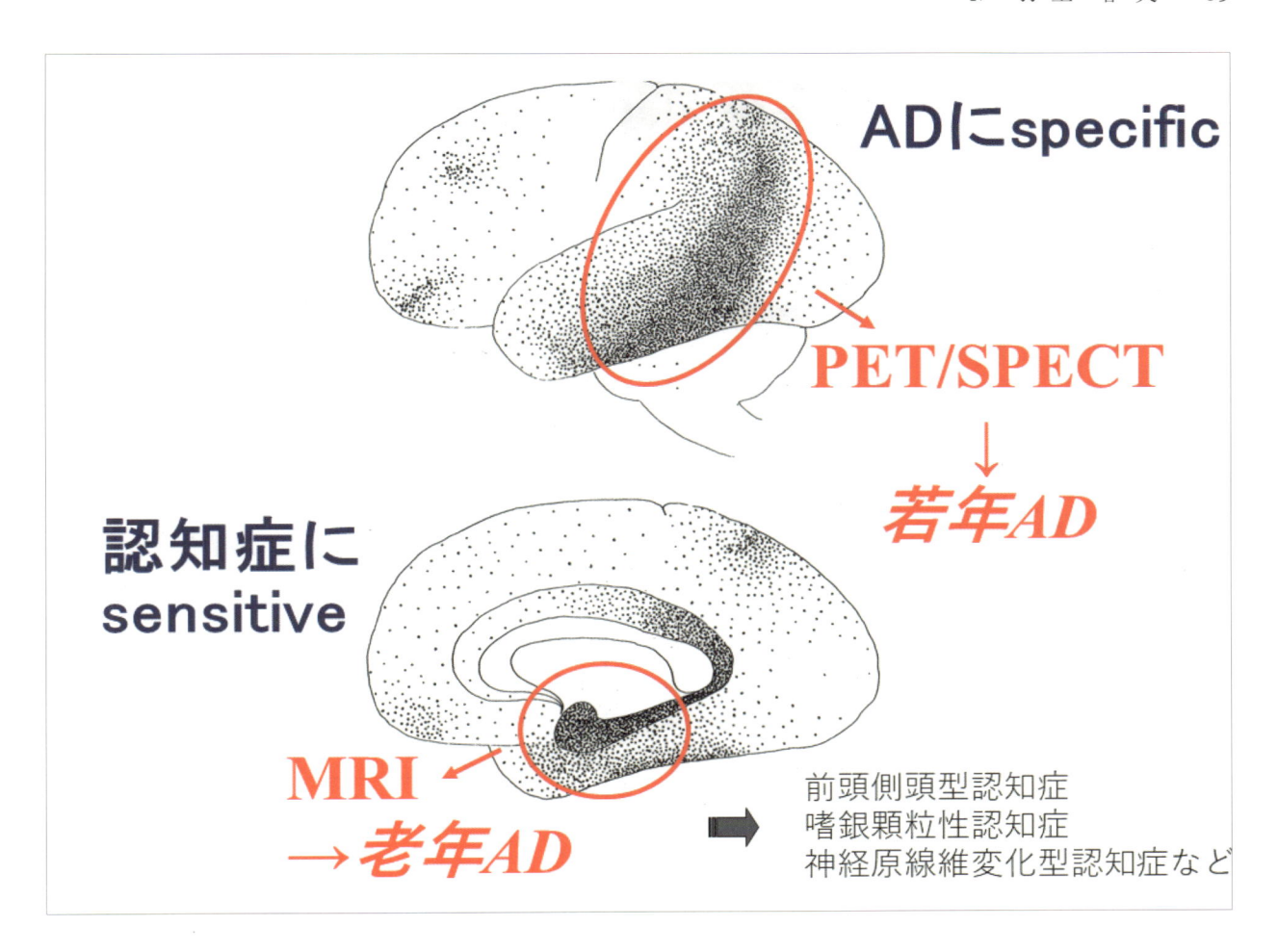

認知症に sensitive

ADにspecific

PET/SPECT
↓
若年AD

MRI
→老年AD

前頭側頭型認知症
嗜銀顆粒性認知症
神経原線維変化型認知症など

Neuroimaging correlates of pathologically defined subtypes of Alzheimer's disease: a case-control study.

Whitwell JL et al. Lancet Neurol 11;868-877, 2012

病理学的に3型に分類（海馬温存型ー典型例ー辺縁系優位型）

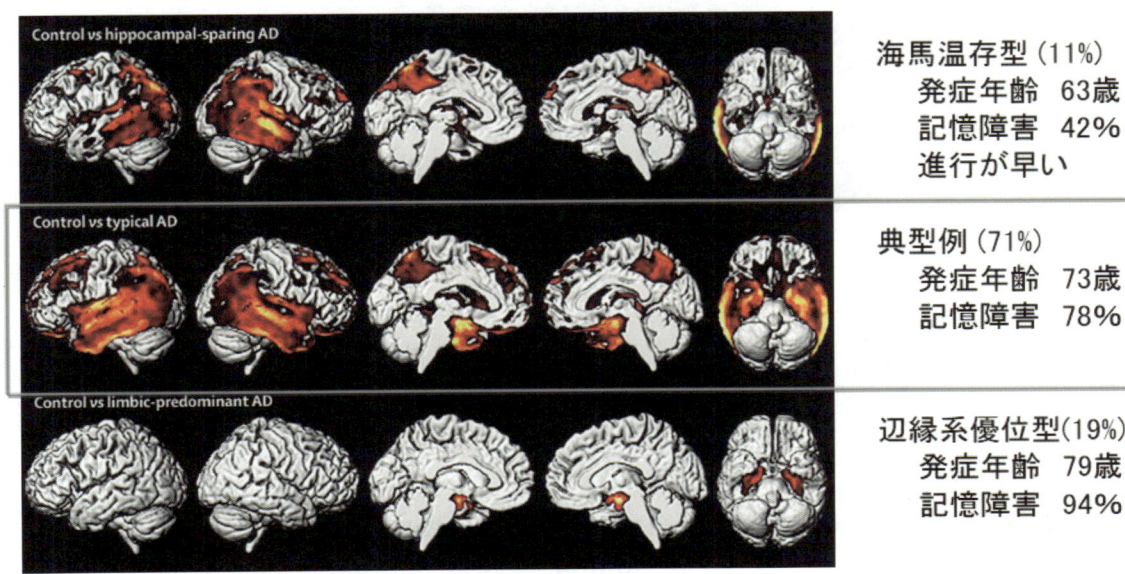

海馬温存型（11%）
　発症年齢　63歳
　記憶障害　42%
　進行が早い

典型例（71%）
　発症年齢　73歳
　記憶障害　78%

辺縁系優位型（19%）
　発症年齢　79歳
　記憶障害　94%

MRI (voxel-based morphometry)

若年ADと高齢ADのVSRADの比較

５６歳/男　MMSE=24 (Z=1.21)

Zスコア平均

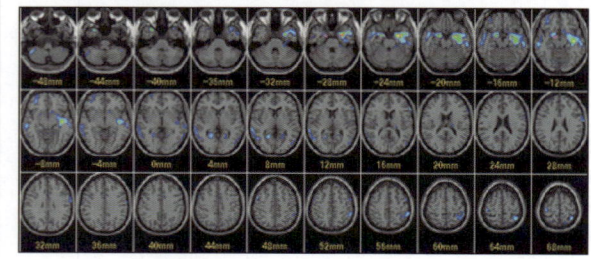

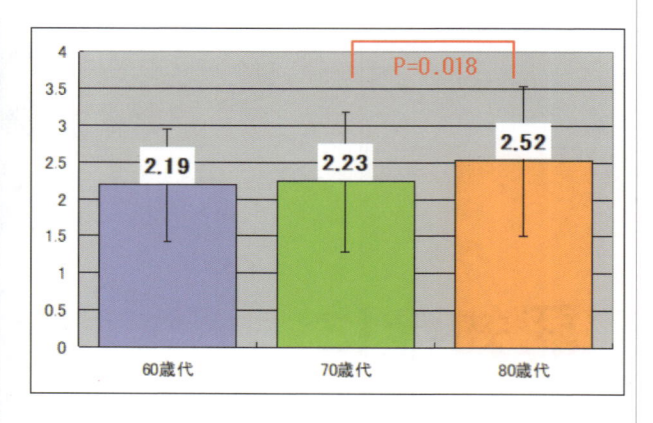

P=0.018

８２歳/男　MMSE=22 (Z=1.89)

	n	平均年齢	MMSE
60歳代	24	63.8±4.4	20.3±6.1
70歳代	124	75.2±2.6	21.5±4.4
80歳代	145	83.5±2.7	20.1±4.6

東京医大高齢診療科　もの忘れ外来

Differences in progression between Younger AD and older AD Initial SPECT > Final SPECT (interval of 47mo.)

RT. LAT　　　LT. LAT　　　RT. MED　　　LT. MED

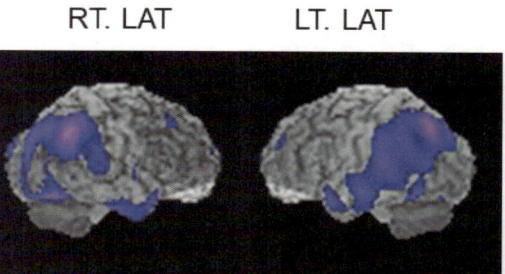

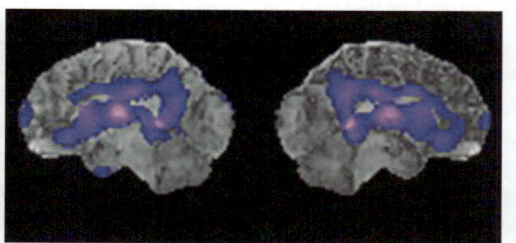

5.00

1.64

Younger AD (≤75 yrs, n = 32):　annual MMSE change -1.9±0.8

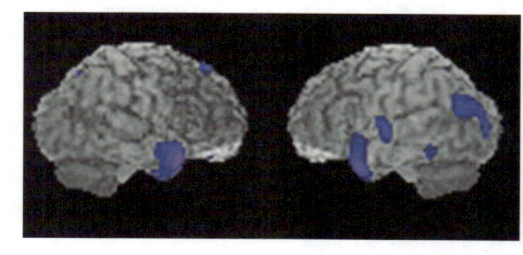

Older AD (75 yrs <, n = 43):　annual MMSE change -1.1±0.8

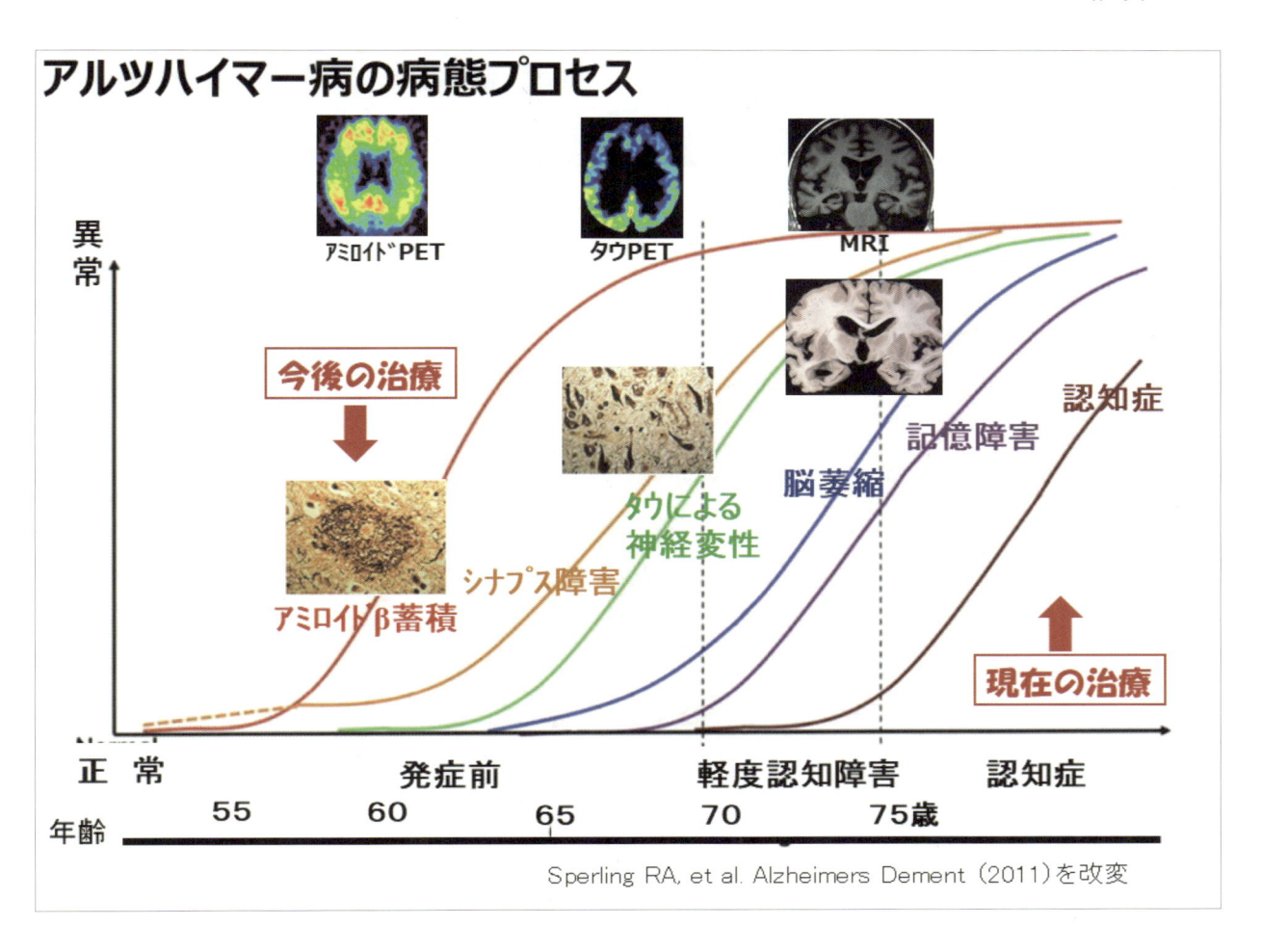

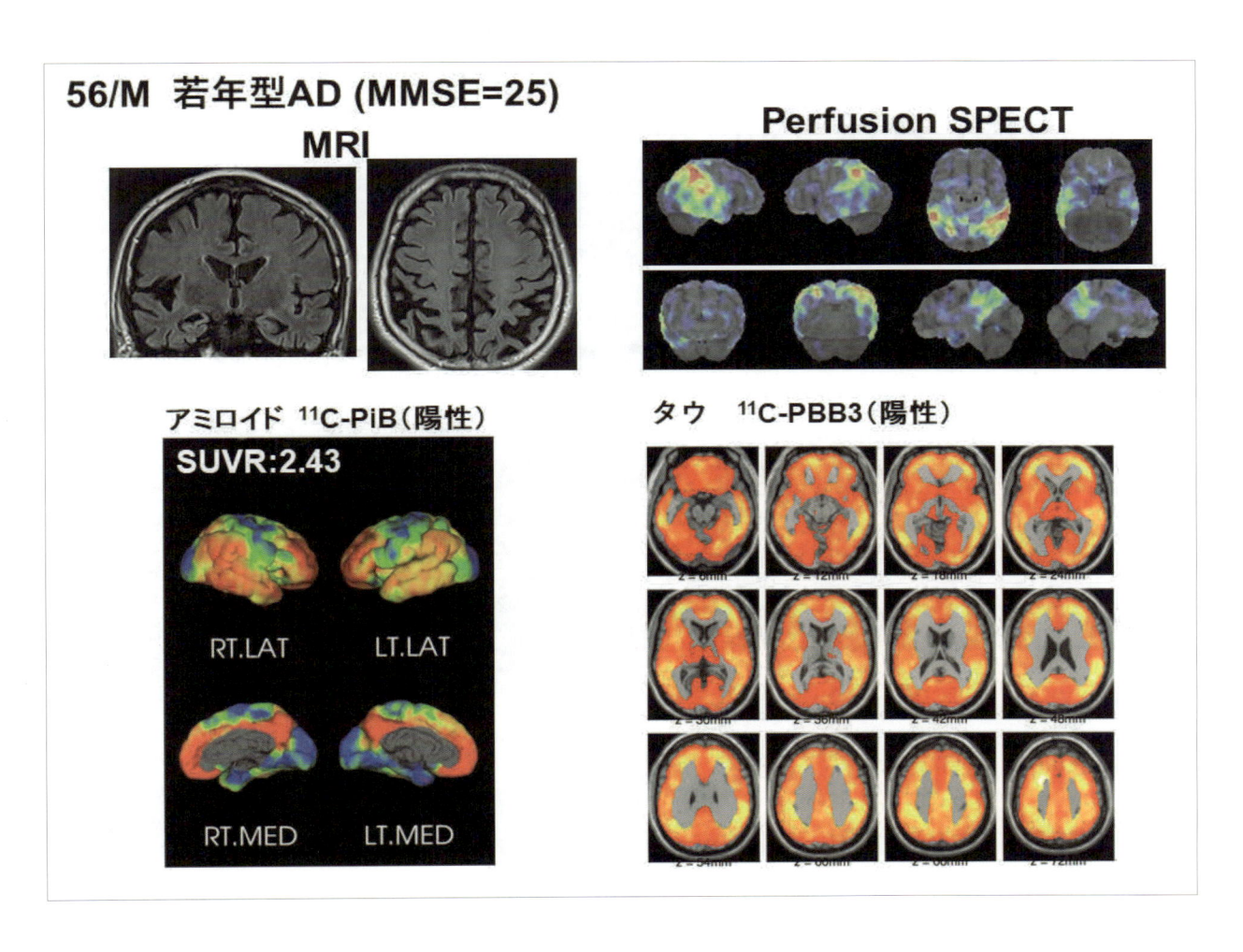

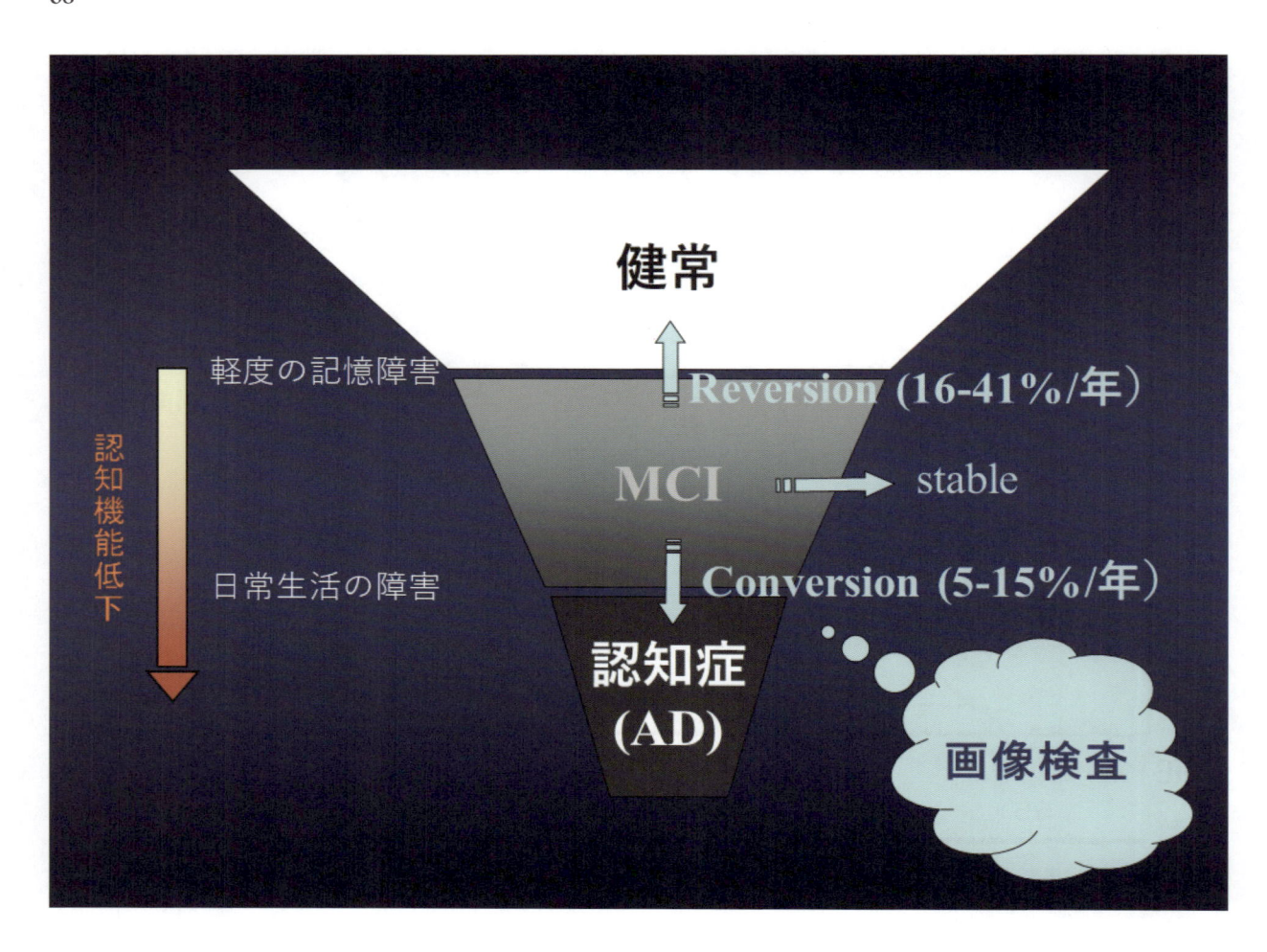

76歳、女性 Amnestic MCI（→2年後AD）

MMSE: 26/30
WMS-R logical memory: 12/50

MRI (VSRAD)

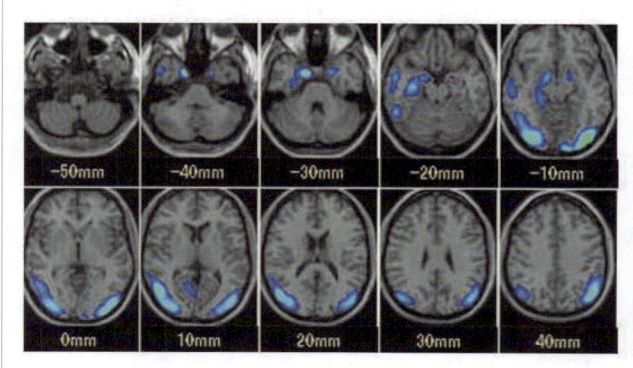

Z-score=1.90

SPECT (3D-SSP)

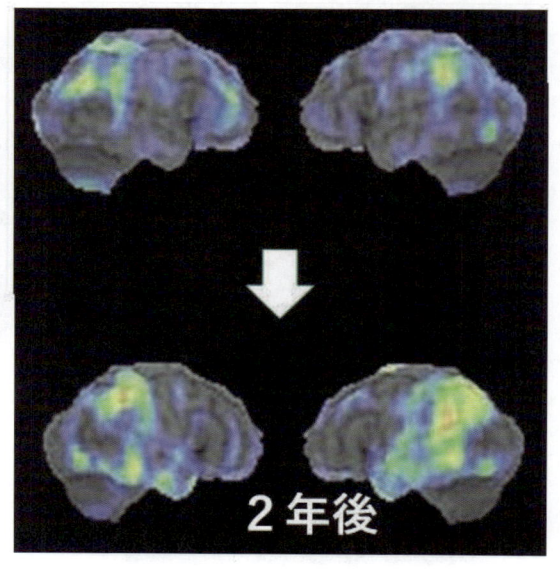

2年後

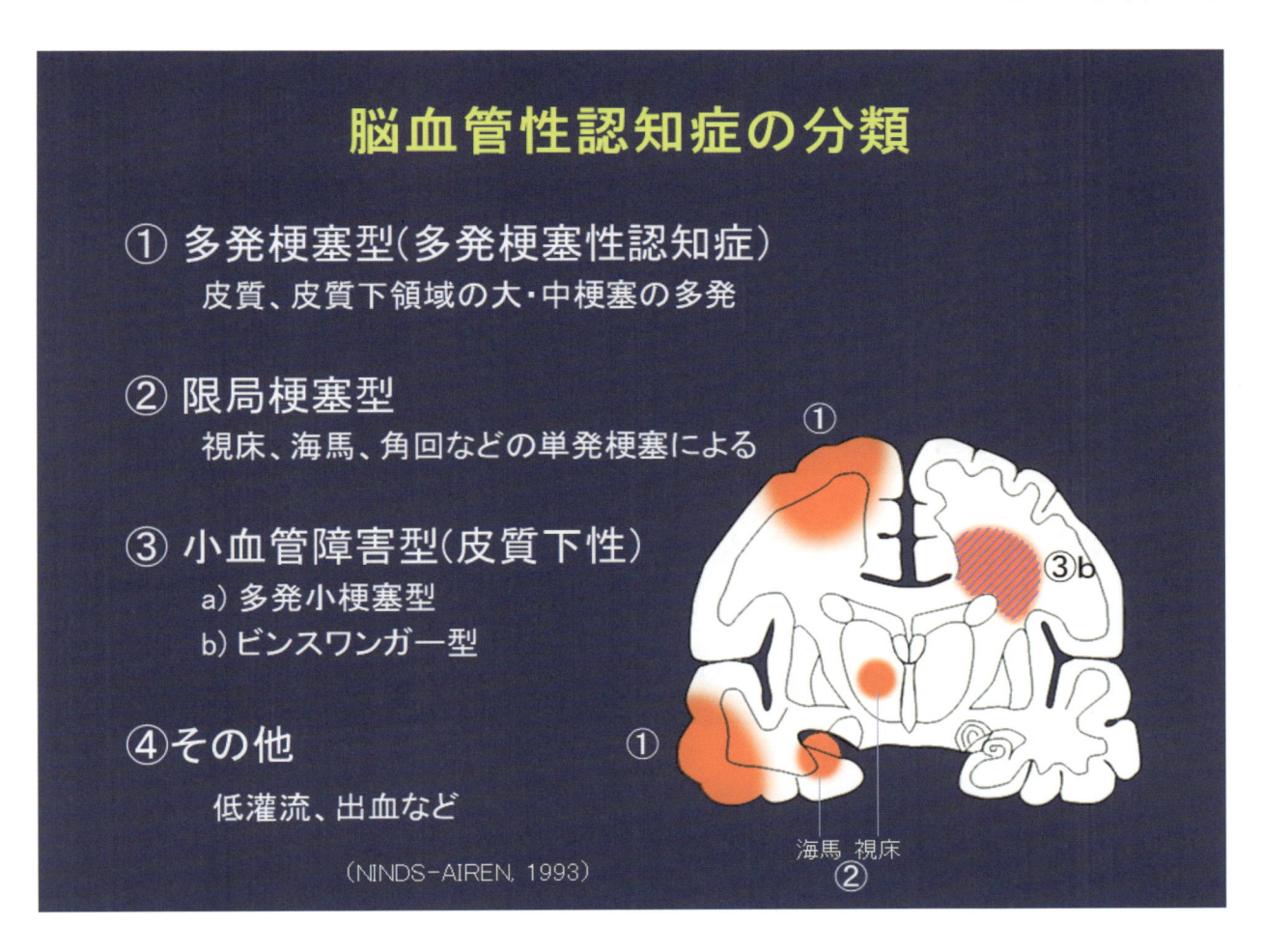

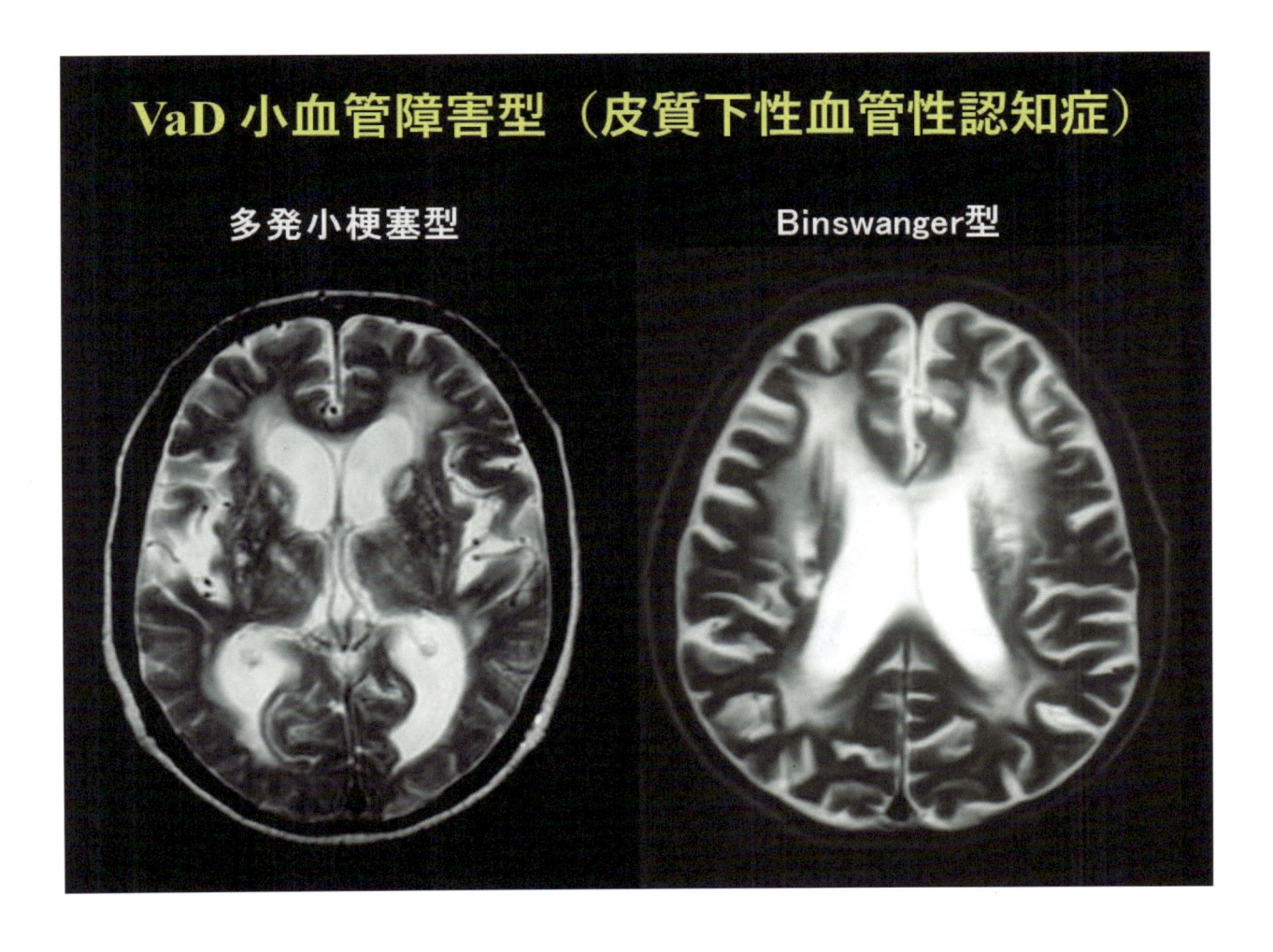

78/F (MMSE=22/30)　VaD (Binswanger型)

RT-LAT　　　LT-LAT　　　RT-MED　　　LT-MED

前頭葉連合野の血流低下

高齢者ではAD+CVDや混合型認知症が多い

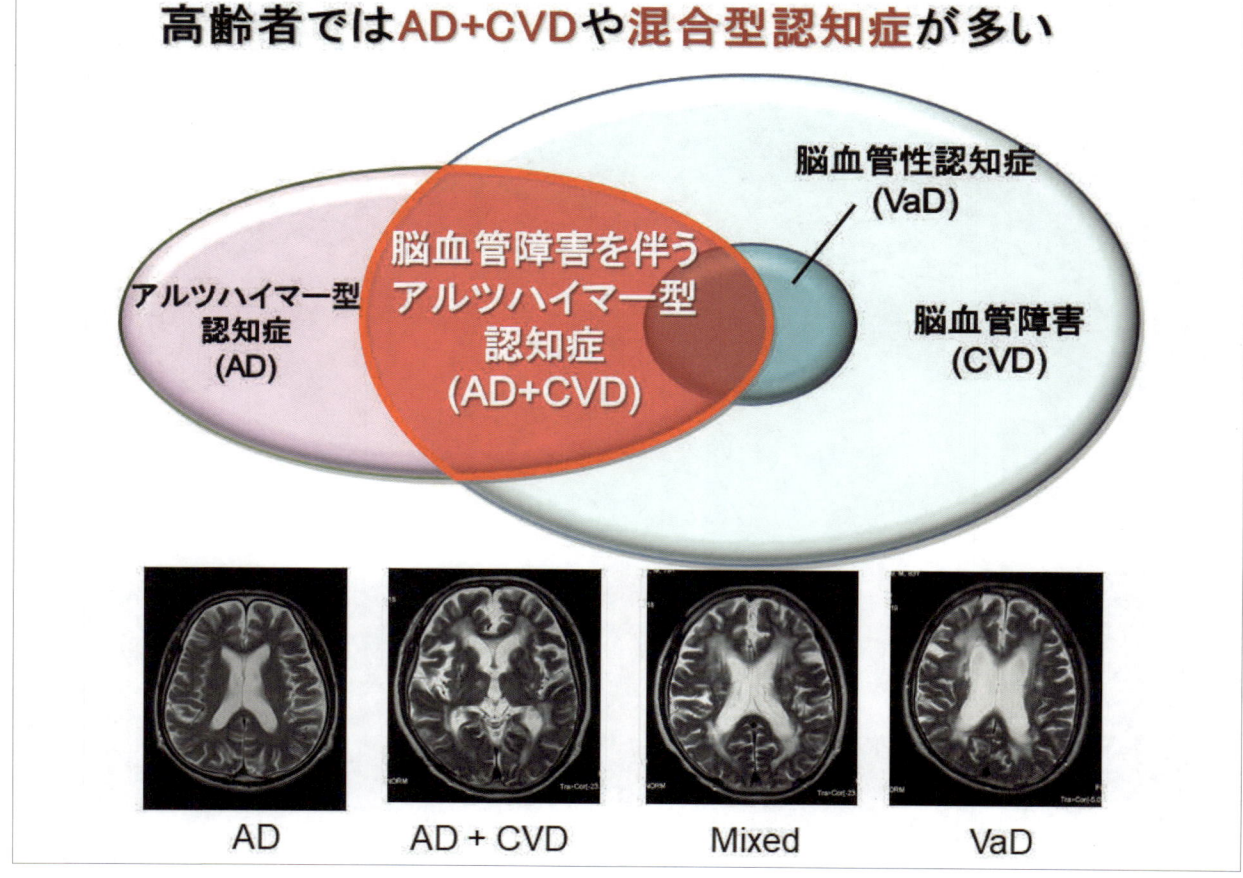

脳血管性認知症
(VaD)

アルツハイマー型
認知症
(AD)

脳血管障害を伴う
アルツハイマー型
認知症
(AD+CVD)

脳血管障害
(CVD)

AD　　　　AD + CVD　　　　Mixed　　　　VaD

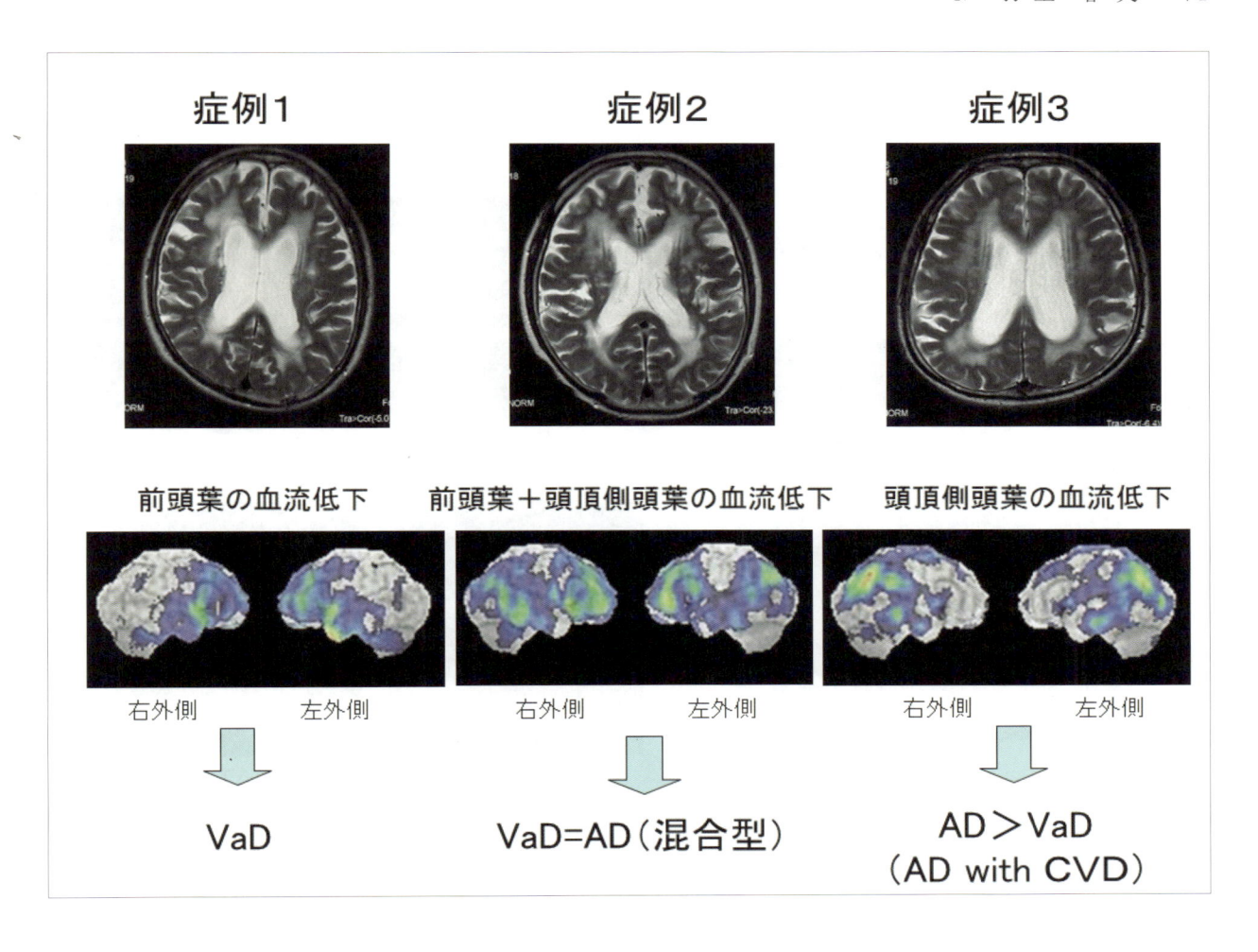

症例1　　　　　症例2　　　　　症例3

前頭葉の血流低下　　前頭葉＋頭頂側頭葉の血流低下　　頭頂側頭葉の血流低下

右外側　　左外側　　　　右外側　　左外側　　　　右外側　　左外側

VaD　　　　VaD=AD（混合型）　　　AD＞VaD
（AD with CVD）

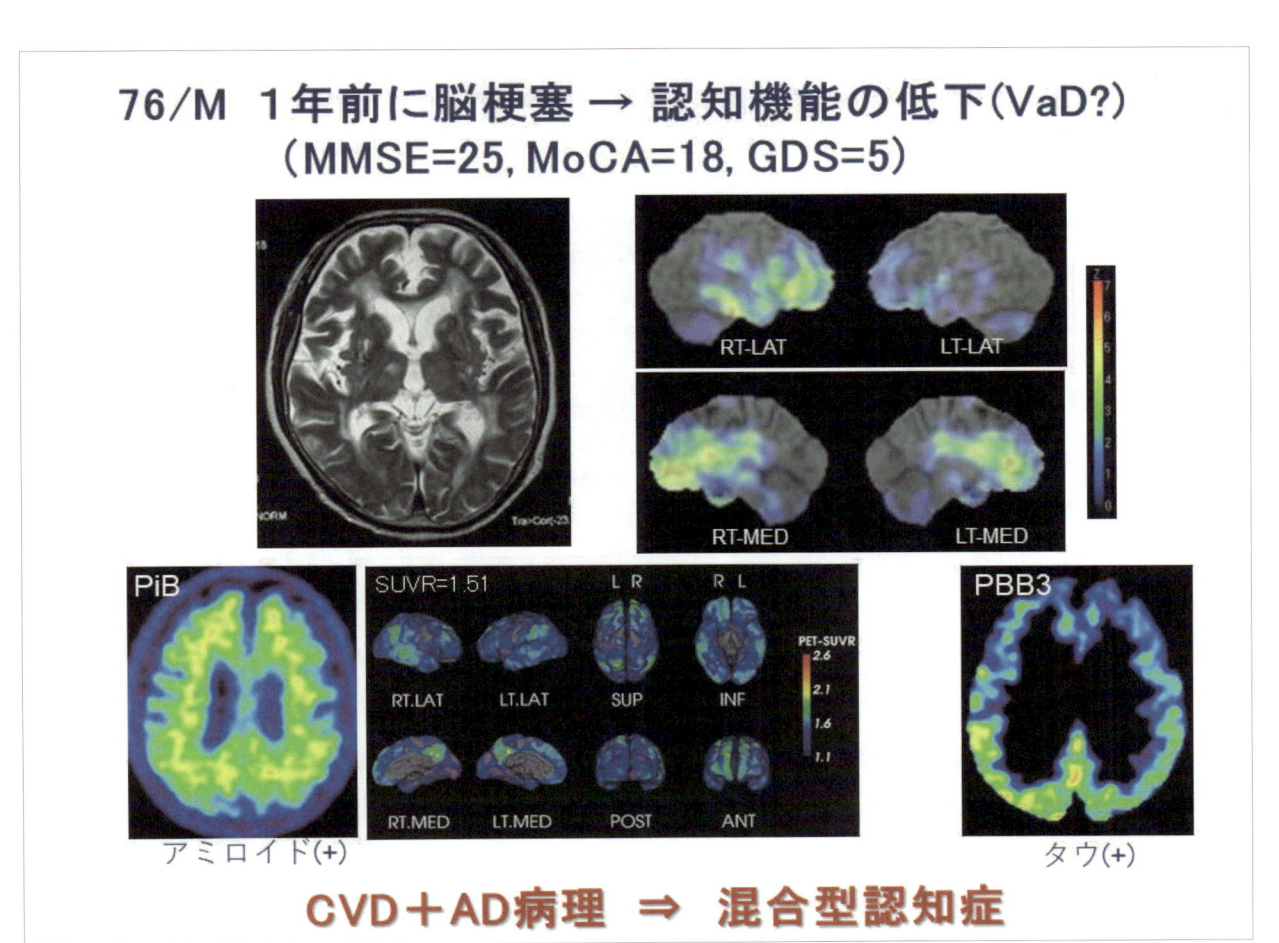

76/M　1年前に脳梗塞 → 認知機能の低下（VaD?）
（MMSE=25, MoCA=18, GDS=5）

PiB　　　　SUVR=1.51
アミロイド(+)　　　　　　　　　　　　　　　タウ(+)

CVD＋AD病理 ⇒ 混合型認知症

幻視、RBDを主徴とする70歳代、男性（MMSE 21/30）

幻視
RBD（REM睡眠行動異常）
パーキンソニズム

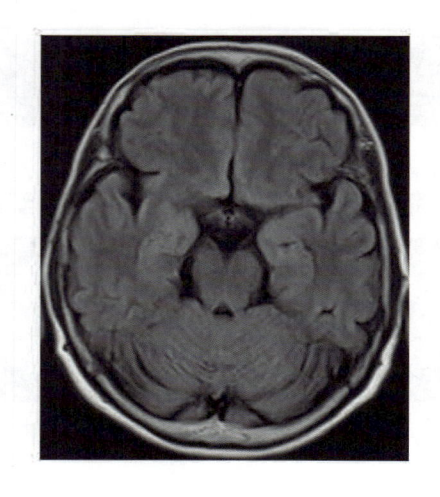

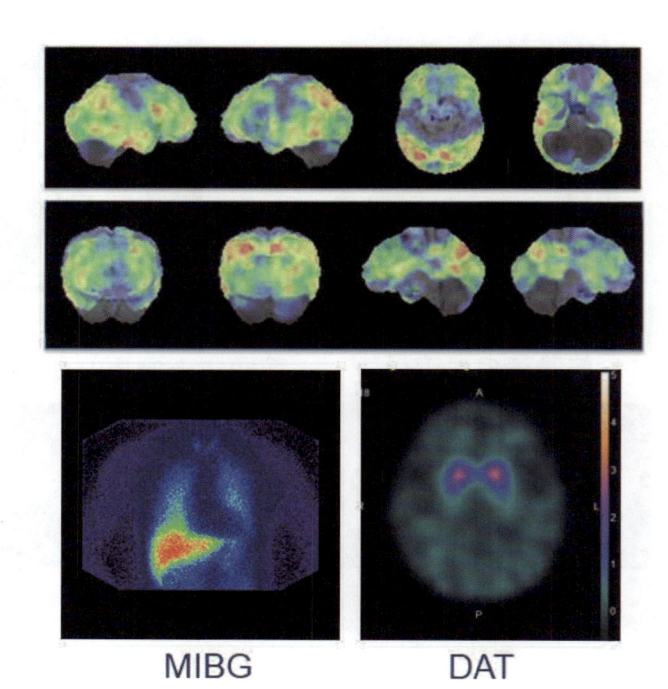

MIBG　　　　　DAT

DLB（レビー小体型認知症）

レビー小体型認知症（DLB）の臨床診断基準（2017年改訂版）

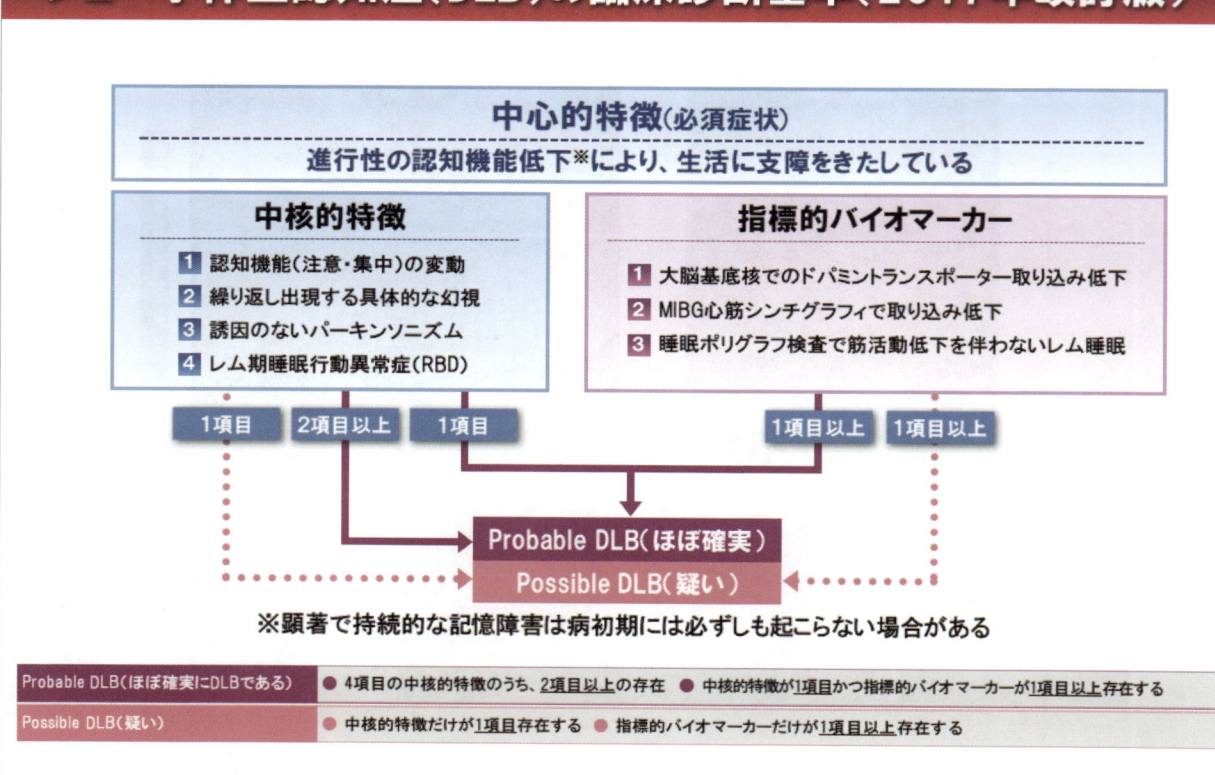

中心的特徴（必須症状）

進行性の認知機能低下※により、生活に支障をきたしている

中核的特徴
1 認知機能（注意・集中）の変動
2 繰り返し出現する具体的な幻視
3 誘因のないパーキンソニズム
4 レム期睡眠行動異常症（RBD）

指標的バイオマーカー
1 大脳基底核でのドパミントランスポーター取り込み低下
2 MIBG心筋シンチグラフィで取り込み低下
3 睡眠ポリグラフ検査で筋活動低下を伴わないレム睡眠

1項目　2項目以上　1項目　　　　　1項目以上　1項目以上

Probable DLB（ほぼ確実）
Possible DLB（疑い）

※顕著で持続的な記憶障害は病初期には必ずしも起こらない場合がある

Probable DLB（ほぼ確実にDLBである）	● 4項目の中核的特徴のうち、2項目以上の存在　● 中核的特徴が1項目かつ指標的バイオマーカーが1項目以上存在する
Possible DLB（疑い）	● 中核的特徴だけが1項目存在する　● 指標的バイオマーカーだけが1項目以上存在する

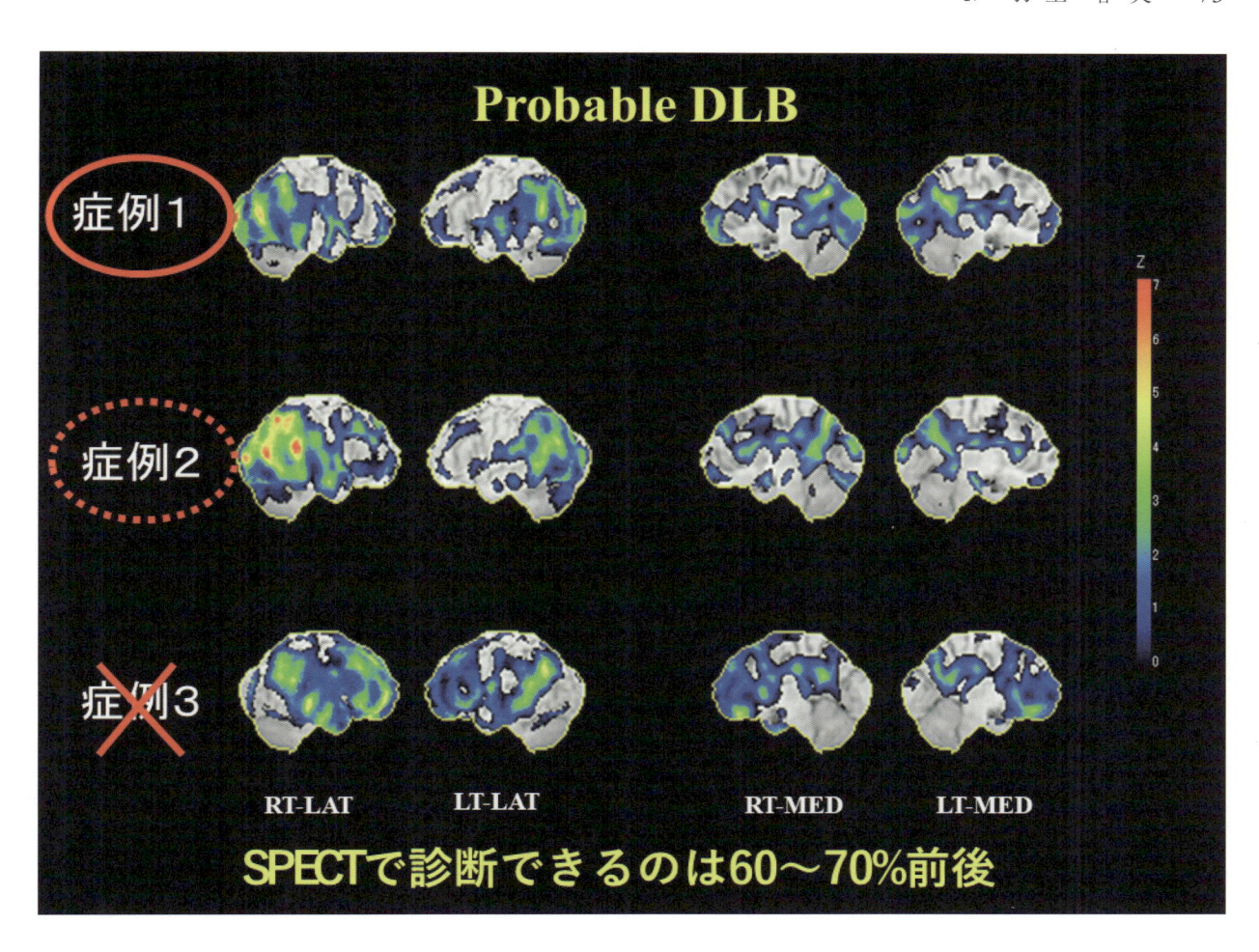

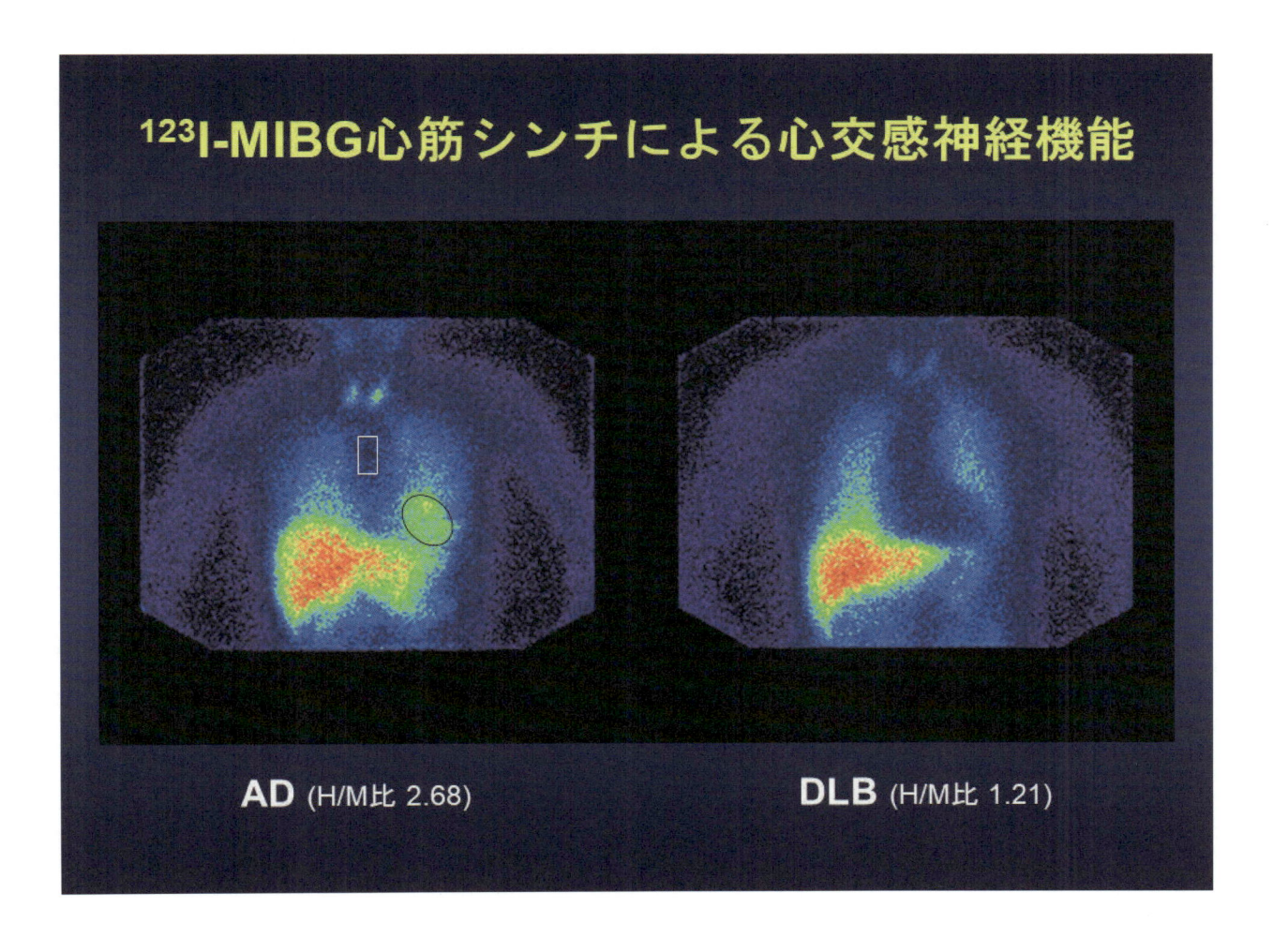

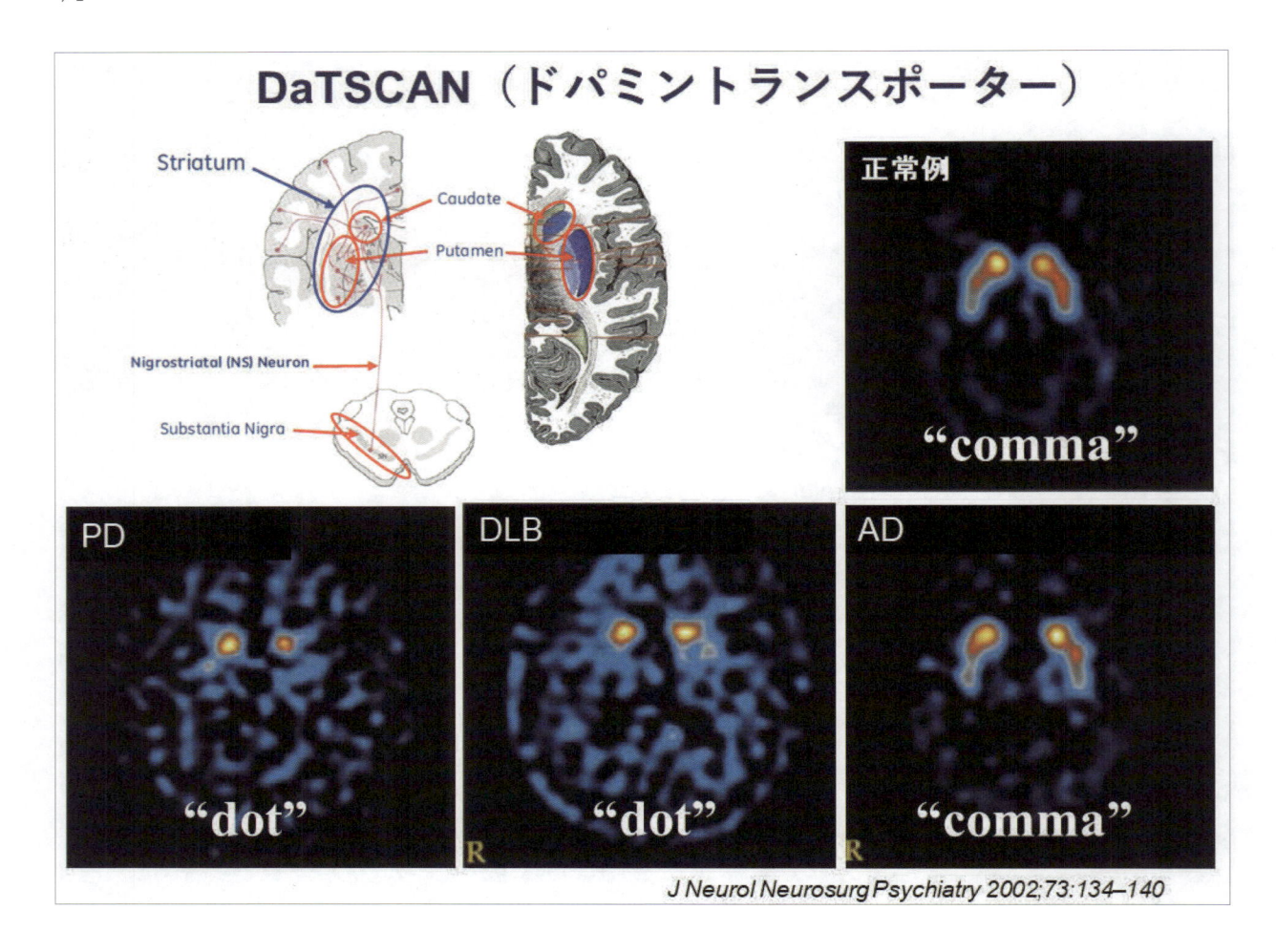

DaTSCAN（ドパミントランスポーター）

正常例 "comma"

PD "dot"

DLB "dot"

AD "comma"

J Neurol Neurosurg Psychiatry 2002;73:134–140

DLBの診断にどの検査が有用か？

MIBG心筋シンチ

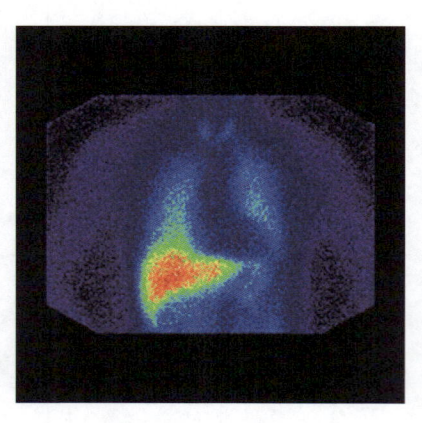

（心臓の集積低下）
H/M比=1.08

vs.

DATスキャン

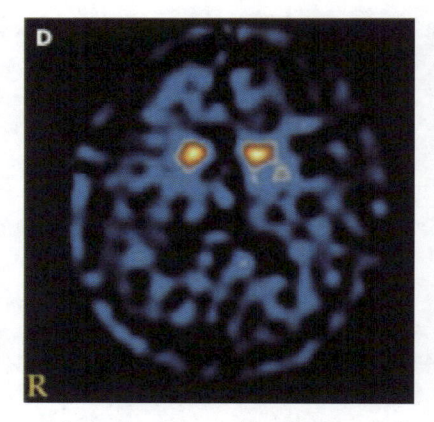

（線条体の集積低下）
SBR=1.58

両検査とも８０〜９０％の診断精度を有する

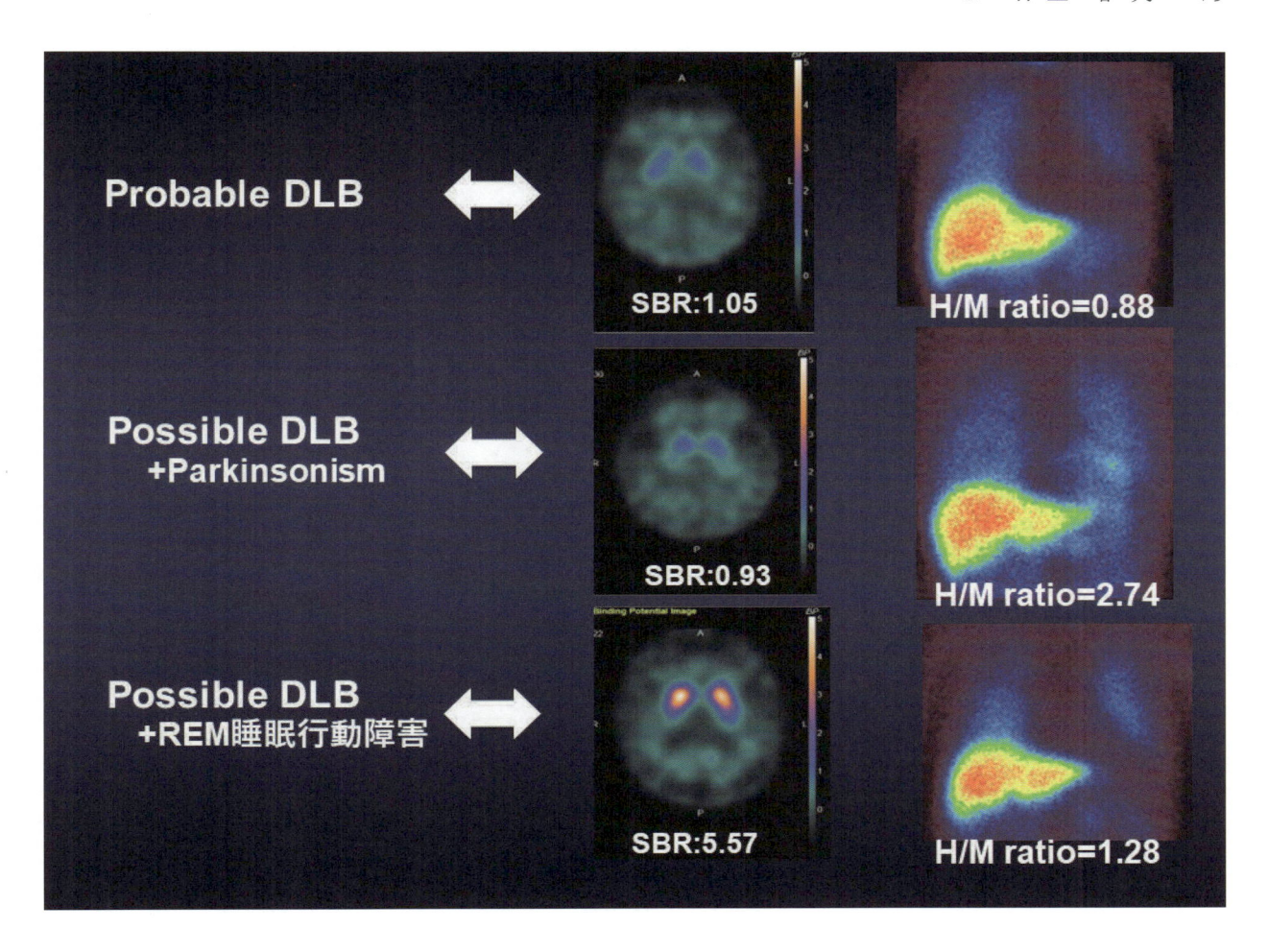

行動異常を主訴とする50歳代、男性（MMSE 22/30）

・毎日同じコースを何度も散歩する（常同行動、周徊）
・ところかまわずタバコを吸い、畳の上に平気で灰を落とす（脱抑制）
・代金を払わずにバナナを持って帰ってくる万引き（反社会的行動）
・本人の病識なし
・記憶は保たれている

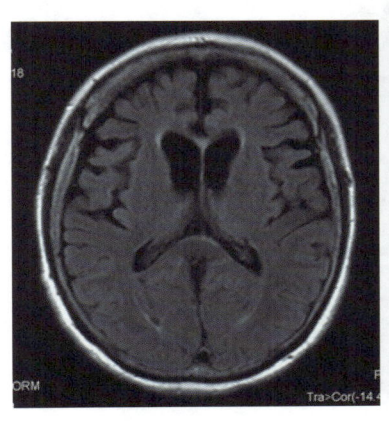

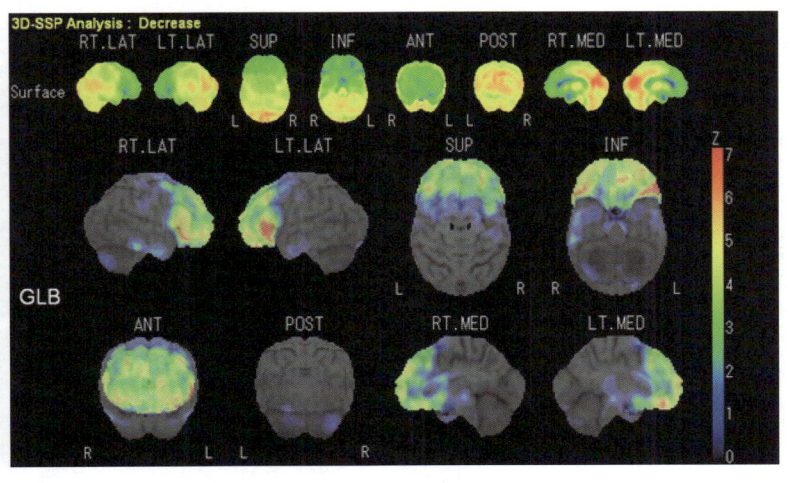

（行動異常型）前頭側頭型認知症（FTD）

言葉の意味障害を主徴とする60歳代、男性（MMSE 22/30）

呼称能力の障害
　トケイ → ×
　エンピツ → ×
（語頭音効果なし）

単語の理解の障害
　利き手は → ？

表層失読
　海老 → かいろう
　団子 → だんし
　土産 → どさん

復唱は保持

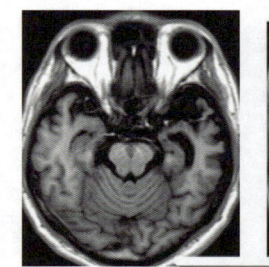
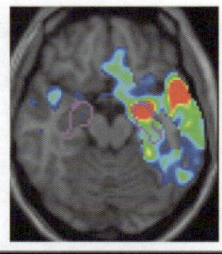
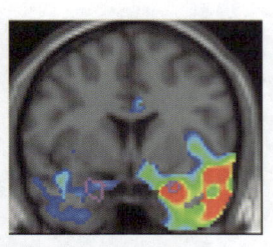
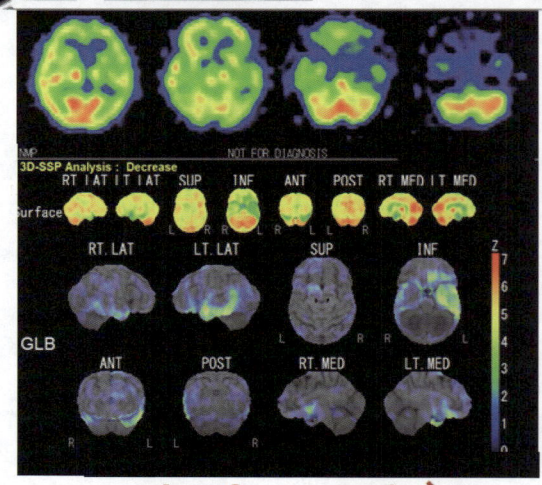

意味性認知症(semantic dementia)

努力性の発話を主徴とする70歳代、女性 （MMSE 17/30）

発語困難（発語失行）
失文法
物品呼称や復唱は可能

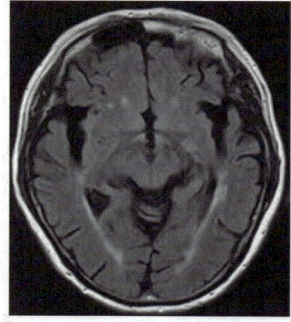
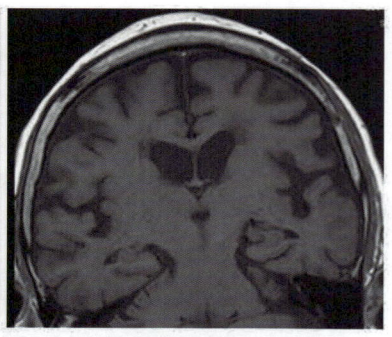
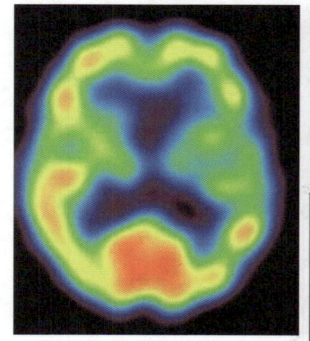
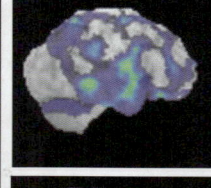
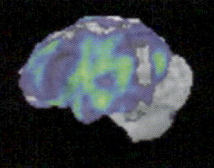
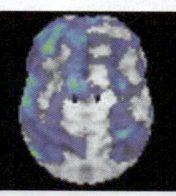
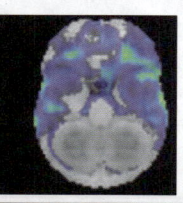
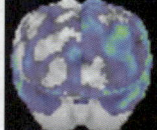
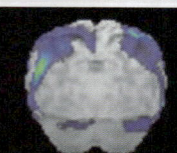
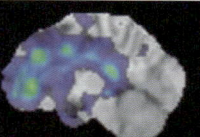
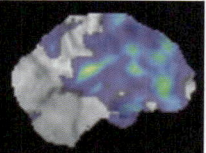

進行性非流暢性失語(Progressive non-fluent aphasia)

前頭側頭型認知症
－（Fronto-Temporal Dementia:FTD）に関連する用語/分類－

JAAD

前頭側頭葉変性症（FTLD）

FTLD : Fronto-Temporal lobar degeneration

前頭側頭型認知症（FTD）

FTD : Fronto-Temporal Dementia　=bvFTD

進行性非流暢性失語（PA）

PA : Progressive non-fluent Aphasia

意味性認知症（SD）

SD : Semantic Dementia

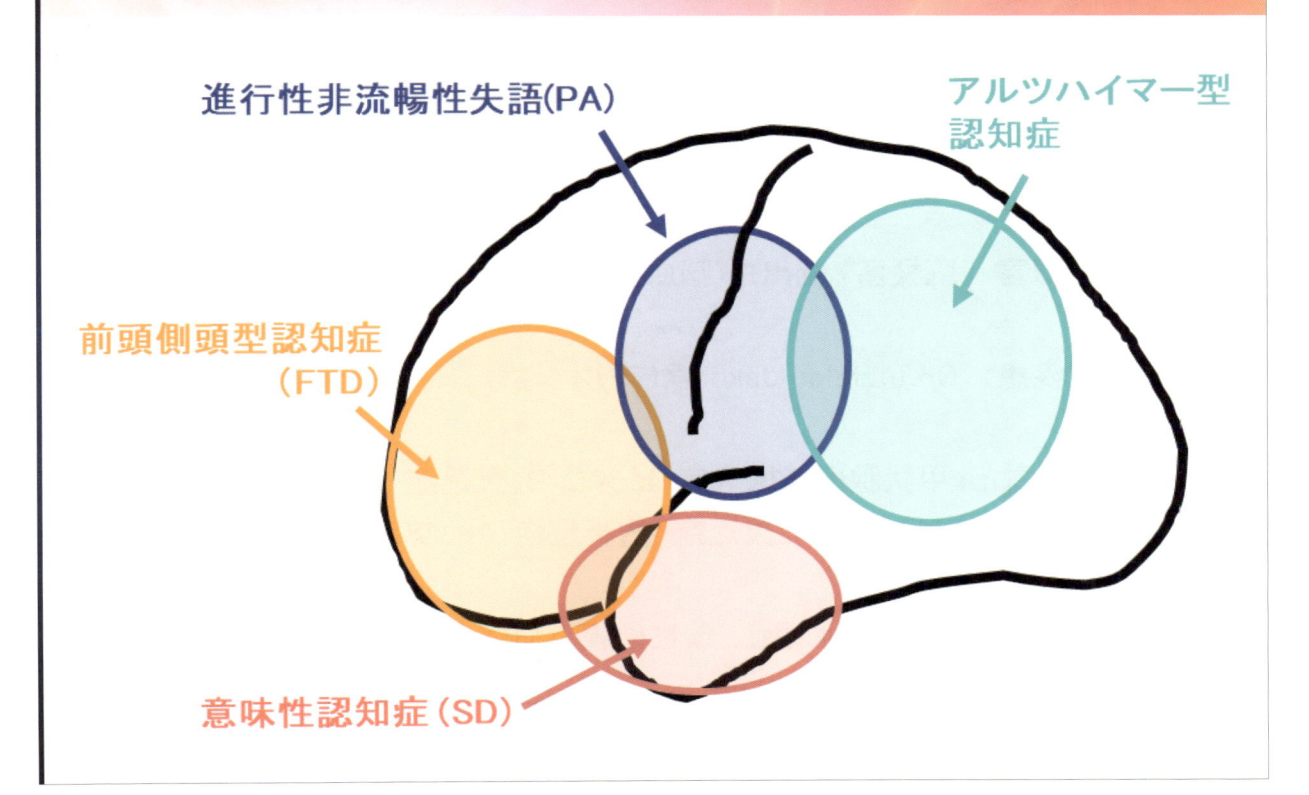

前頭側頭葉変性症の型・脳萎縮の中心部位

JAAD

進行性非流暢性失語(PA)

アルツハイマー型認知症

前頭側頭型認知症（FTD）

意味性認知症（SD）

急速進行性の認知症
（74歳、女性）

初診：物忘れ、幻覚、MMSE 26/30
（MCI？）

↓

3ヶ月後：ミオクローヌス、筋強剛

↓

6ヶ月後：無動性無言

クロイツフェルト・ヤコブ病
（CJD）

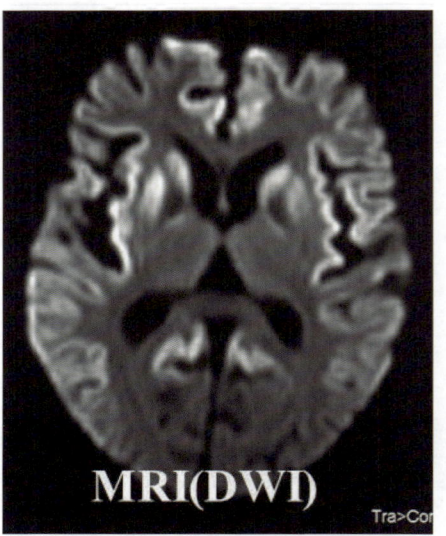

MRI(DWI)　Tra>Cor

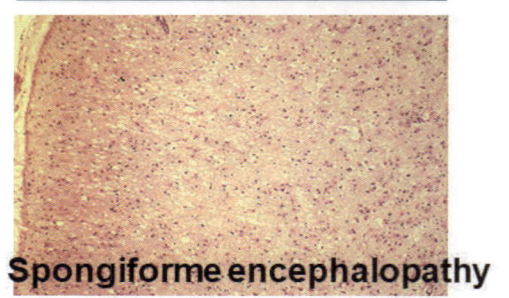

Spongiforme encephalopathy

認知症の原因疾患

神経変性疾患：Alzheimer病，前頭側頭型認知症（Pick病）
　　　　　　　　Lewy小体型認知症、Parkinson病（＋認知症）
　　　　　　　　進行性核上性麻痺，皮質基底核変性症、Huntington舞踏病

脳血管障害： 脳梗塞／脳出血(脳血管性認知症)

感染性疾患： Creutzfeldt-Jakob病（プリオン病），Herpes脳炎，AIDS脳症

内科疾患など：甲状腺機能低下症，ビタミンB1欠乏症（Wernicke脳症）
　　　　　　　　ビタミンB12欠乏症，透析脳症（AI），アルコール中毒

脳外科的疾患：正常圧水頭症，慢性硬膜下血腫，頭部外傷

V　認知症の発症機構と創薬研究

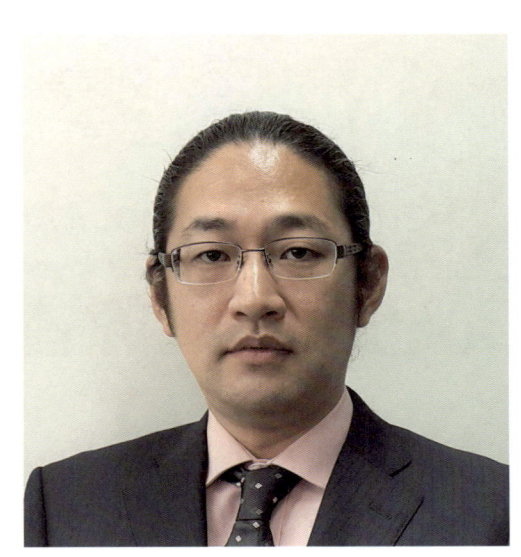

富 田　泰 輔
（東京大学大学院薬学系研究科機能病態学教室）

1995 年　東京大学薬学部卒業
1997 年　東京大学大学院薬学系研究科博士課程中退，同年同研究科助手
2000 年　博士（薬学）取得
2003 年　同研究科講師
2004 年　日本学術振興会海外特別研究員（ワシントン大学セントルイス校（Washington University in St. Louis）医学部へ留学）
2006 年　東京大学大学院薬学系研究科講師
2014 年　同研究科機能病態学教室教授
2017 年　同研究科脳神経疾患治療学社会連携講座教授（兼任）
2011 年　ベルツ賞2等賞
2013 年　日本認知症学会賞受賞。日本認知症学会理事，日本神経科学会将来計画委員，International Proteolysis Society Asian Council。

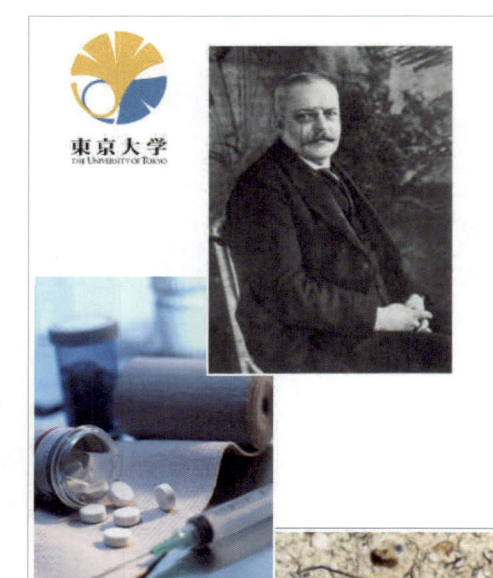

認知症の発症機構と創薬研究

東京大学大学院薬学系研究科
機能病態学教室
富田　泰輔

TAISUKE@MOL.F.U-TOKYO.AC.JP

アジェンダ

✓認知症発症機構の解明

✓疾患修飾薬の開発から先制医療へのパラダイムシフト

✓新しい認知症創薬に向けたアプローチ

アルツハイマー病は認知症の多くを占める

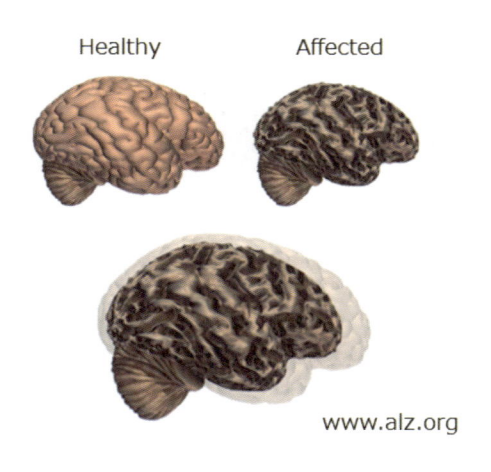

Healthy　　Affected

www.alz.org

- 65歳以上での有病率15%
- 85-89歳では40%強
- うち、アルツハイマー病が7割

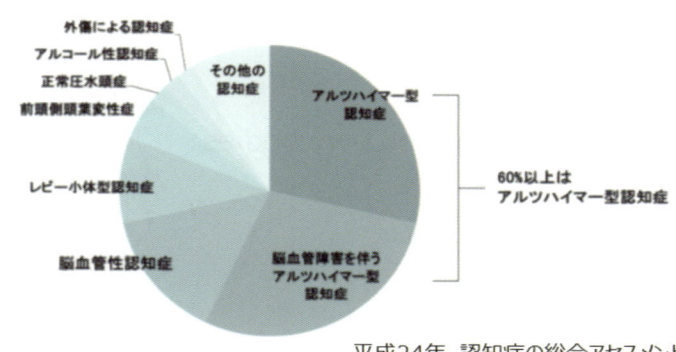

外傷による認知症
アルコール性認知症
正常圧水頭症
前頭側頭葉変性症
その他の認知症
アルツハイマー型認知症
レビー小体型認知症
脳血管性認知症
脳血管障害を伴うアルツハイマー型認知症
60%以上はアルツハイマー型認知症

平成24年　認知症の総合アセスメント

4

認知症は神経機能の異常を主因とする疾患ではない

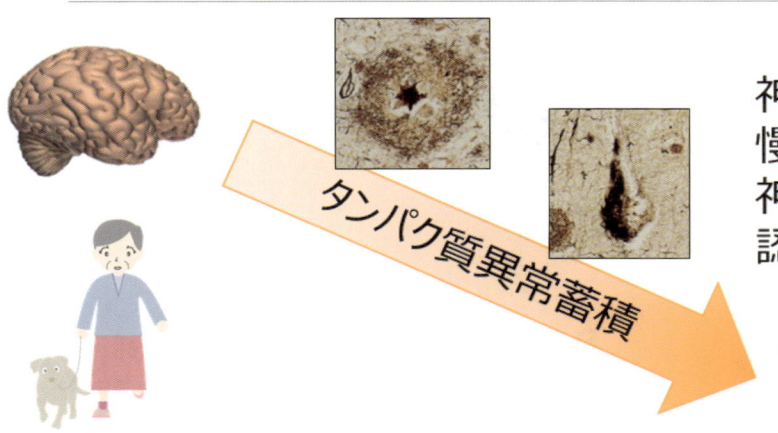

タンパク質異常蓄積

神経機能低下
慢性脳内炎症
神経細胞死
認知機能低下

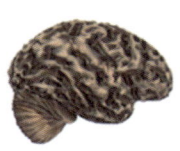

長期間に渡って頭の中に「ゴミ」が溜まる慢性代謝疾患である

5

認知症の原因疾患：症状と分子病理

認知症のタイプ	初期病変	タンパク質蓄積病理
アルツハイマー病 Alzheimer disease AD	記憶障害 無気力 うつ	アミロイドβ タウ
レビー小体型認知症 Dementia with Lewy bodies DLB	認知能力の著明な変動 幻視 パーキンソニズム	シヌクレイン
前頭側頭葉変性症 Frontotemporal dementia FTD	人格・気分変化 脱抑制行動、常同行動 言語障害	タウ TDP43 FUS

Modified from Jucker et al., Nature 2013

6

アミロイドβ（Aβ）とタウ

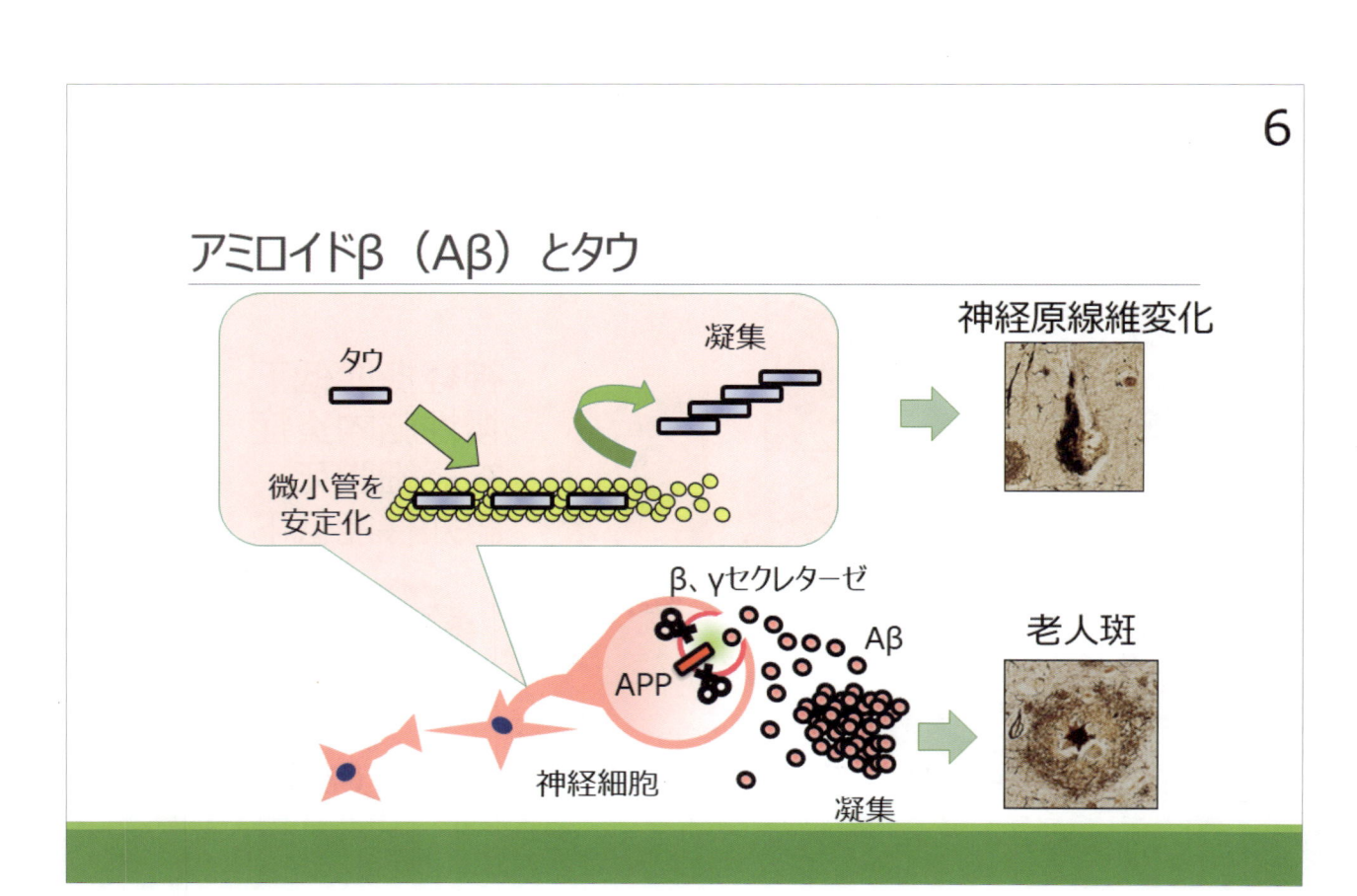

7

遺伝子変異の解析からわかったこと・・・ Aβ産生量の多寡は認知症発症リスクに直結

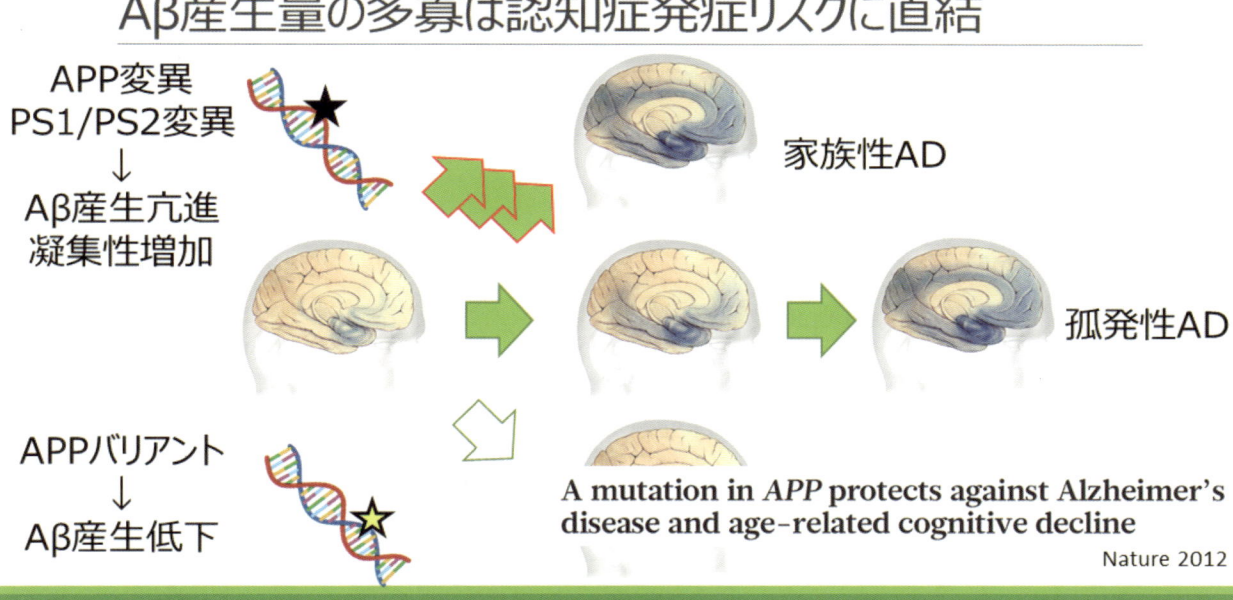

APP変異
PS1/PS2変異
↓
Aβ産生亢進
凝集性増加

家族性AD

孤発性AD

APPバリアント
↓
Aβ産生低下

A mutation in *APP* protects against Alzheimer's disease and age-related cognitive decline

Nature 2012

8

孤発性AD患者ではAβクリアランスが 遅れている

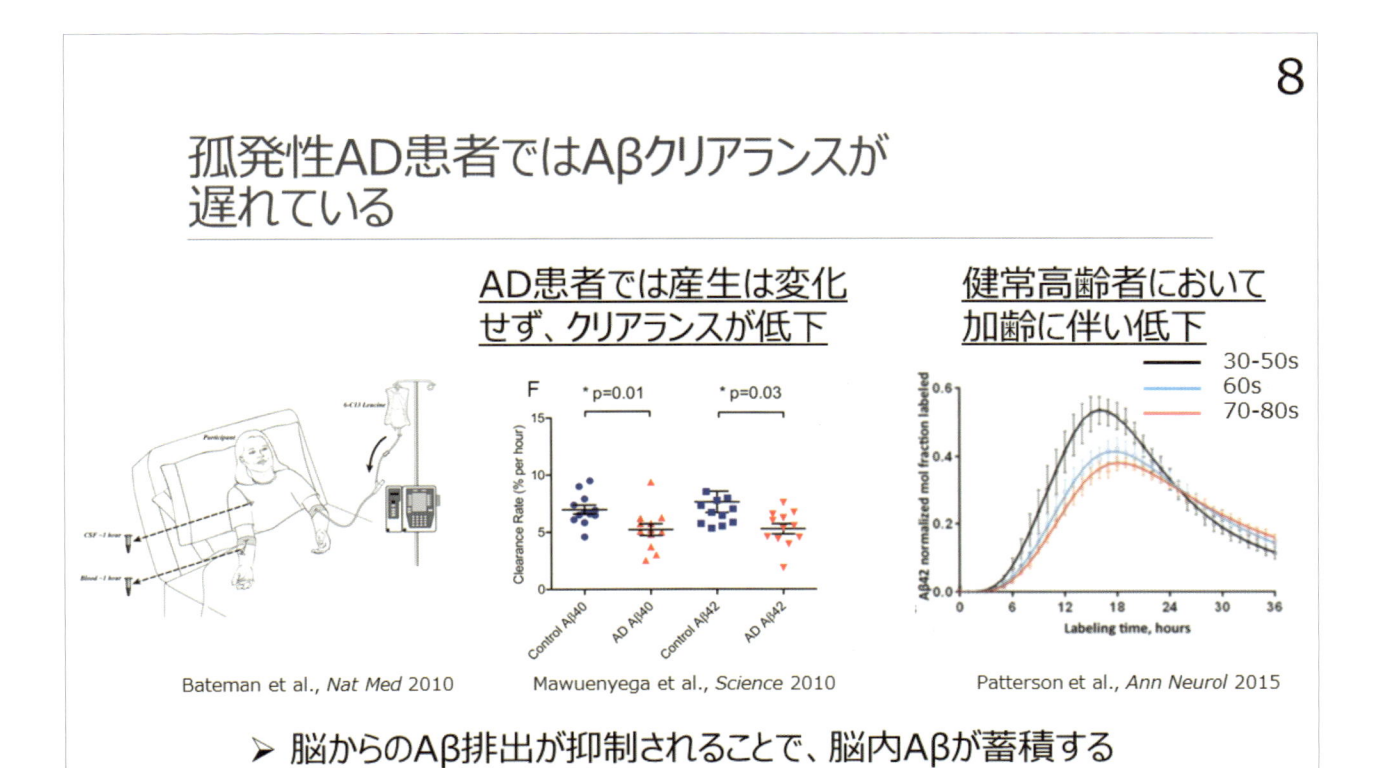

AD患者では産生は変化 せず、クリアランスが低下

健常高齢者において 加齢に伴い低下

Bateman et al., *Nat Med* 2010

Mawuenyega et al., *Science* 2010

Patterson et al., *Ann Neurol* 2015

➤ 脳からのAβ排出が抑制されることで、脳内Aβが蓄積する

様々な神経変性疾患で見られるタウ蓄積

9

<u>Aβ蓄積あり</u>
- ✓ アルツハイマー病（AD）

<u>Aβ蓄積なし</u>
- ✓ ピック病（Pick）
- ✓ 前頭側頭葉変性症（FTD）
- ✓ 進行性核上性麻痺（PSP）
- ✓ 皮質基底核変性症（CBD）
- ✓ 鍍銀顆粒性認知症（AGD）
- ✓ 脳外傷（TBI）

Tauopathy
タウオパチー

家族性FTDにおいて
タウ遺伝子変異

⇨ タウ蓄積病変を生じる
神経変性疾患は多様

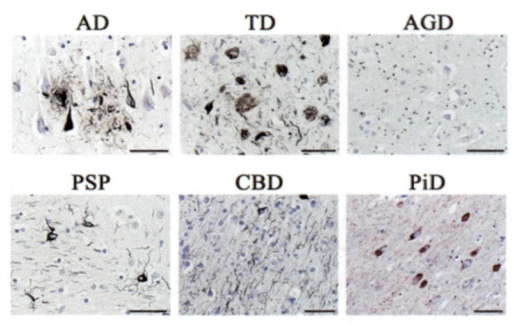

Clavaguera et al. PNAS 2013;110:9535-9540

遺伝子変異の解析からわかったこと・・・
タウの異常は神経細胞死を惹起する

10

タウ蓄積性増加
神経毒性上昇

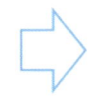
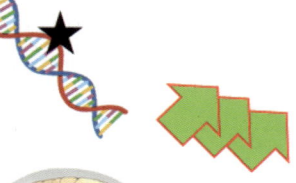
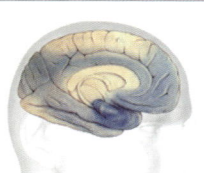
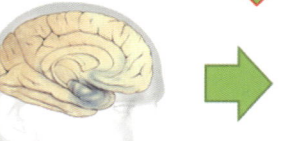
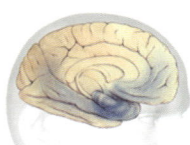

家族性FTD
Aβ蓄積なく神経細胞が死ぬ

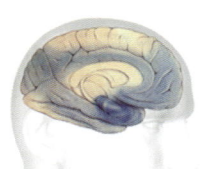

➢ Aβとタウの関連は？

11

神経変性疾患の新しいパラダイム「タンパク質蓄積病態の伝播」

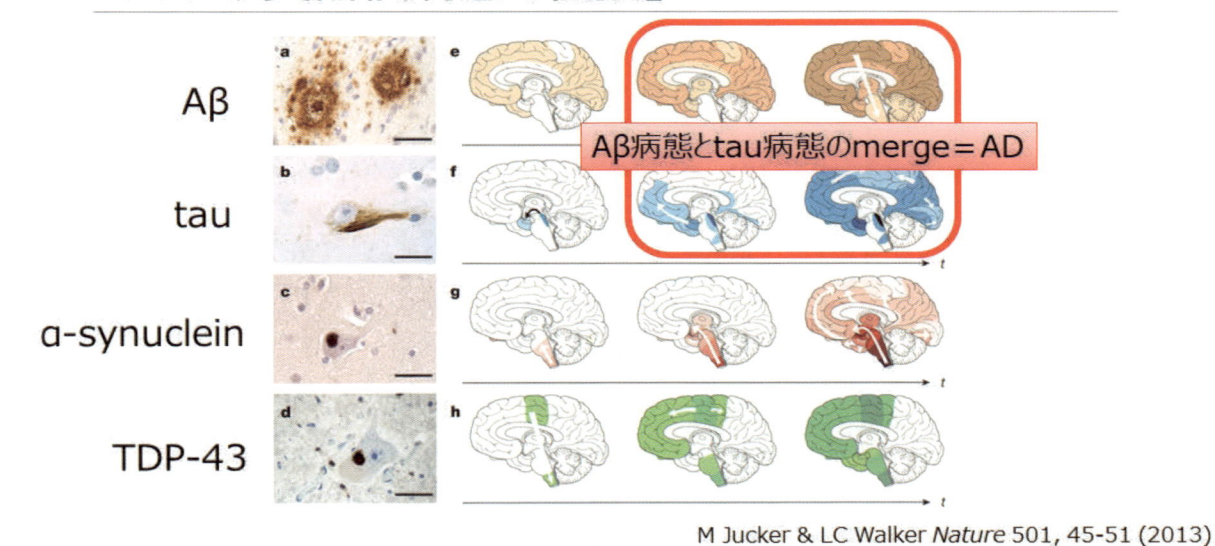

Aβ病態とtau病態のmerge＝AD

M Jucker & LC Walker *Nature* 501, 45-51 (2013)

12

タンパク質蓄積病態の伝播のメカニズム

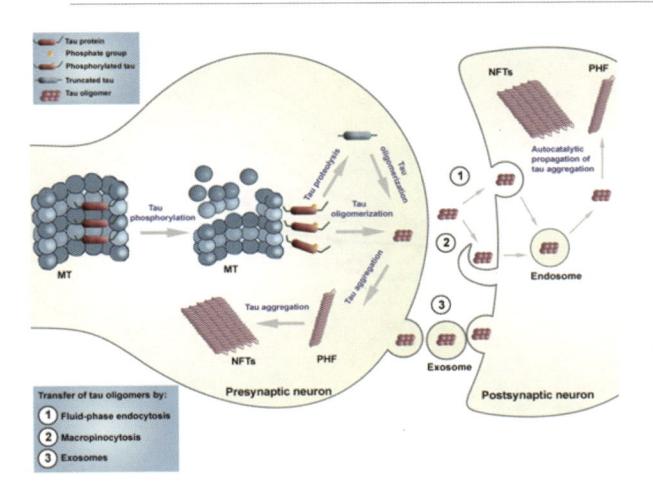

✓細胞質のタンパクが細胞外へ放出され

✓細胞外から取り込まれ

✓Tunneling nanotubeを介して直接

✓レシピエント細胞の細胞質へと影響する

Šimić G et al., Biomolecules (2016) 6(1). pii: E6

細胞外へのタウ放出はアミロイド蓄積患者で増加

**Tau Kinetics in Neurons
and the Human Central Nervous System**

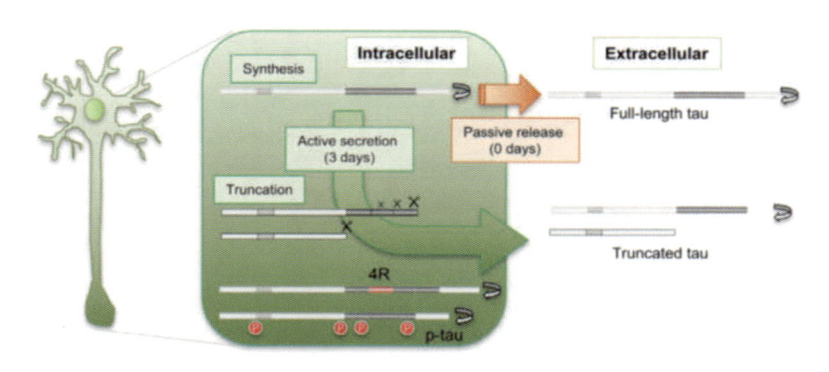

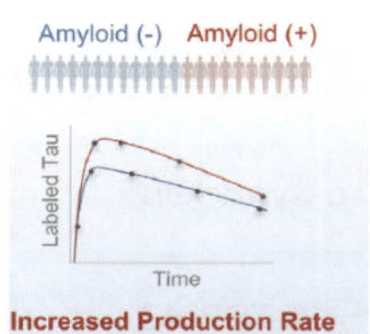

Sato et al., *Neuron* 2018

Aβ蓄積→脳脊髄液tau増加の時系列は証明されている（家族性AD）

- 米国DIAN studyの結果
- Aβ蓄積が亢進している家系
- アミロイドPET陽性から脳脊髄液tauの増加（神経細胞障害を示すと考えられる）という時系列は示されている

- ➢ AβはADの発症を引き起こす「トリガー」
- ➢ タウは神経細胞を殺す「実行役」

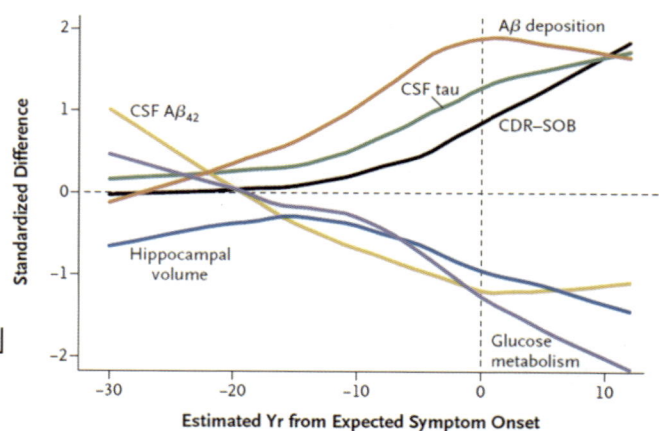

Bateman et al., NEJM 2012

15

Aβ産生抑制薬（βセクレターゼ阻害薬）の開発

Science 2000

第三相治験へ

- メルク：Verubecestat
- エーザイ：Elenbecestat
- アステラス
- アストラゼネカ・イーライリリー：Lanabecestat
- ノバルティス：CNP520
- ジェネンテック
- ロシュ：RG7129
- シオノギ・ヤンセンファーマ：JNJ-54861911

Aβ産生をほぼ完全に抑制できる低分子化合物

16

免疫システムを活性化してAβを除去する抗Aβ抗体医薬品の開発

Bapineuzumab: Discontinued

Solanezumab: Discontinued

Aducanumab: Phase 3

Crenezumab: Phase 3

Gantenerumab: Phase 3

BAN2401 (anti-protofibril): Phase 2

LY3002813 (anti-N3pGlu): Phase 1

KHK6640（anti-oligomer）：Phase 1

etc…

脳内のアミロイド蓄積の低下が確認された

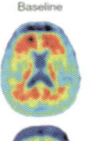
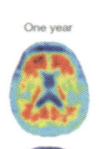
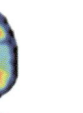
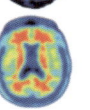
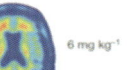
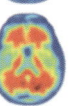
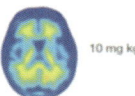

Baseline　One year　Placebo　3 mg kg⁻¹　6 mg kg⁻¹　10 mg kg⁻¹

Sevigny et al., *Nature* (2016)

発症後の抗Aβ薬の開発は困難

- ➤BACE1阻害薬Verubecestat（NEJM 2018）
  - ➤EPOCH trial（mild to moderate AD）
  - ➤Phase 3 において全く治療効果なし（ADCS-ADL、ADAS-cog11、CDR-SBなど）
  - ➤脳脊髄液Aβは70-80%低下
  - ➤アミロイドPETは2-4%の低下にとどまる

- ➤抗Aβ抗体Solanezumab（NEJM 2018）
  - ➤EXPEDITION
  - ➤病態の進行抑制傾向は見られたが有意差なし
  - ➤可溶性モノマーを認識、アミロイドPETで変化なし

凝集した線維まで認識する
Aducanumabとの違い

The NEW ENGLAND JOURNAL *of* MEDICINE

Trial of Solanezumab for Mild Dementia Due to Alzheimer's Disease

A Change in Alzheimer's Disease Assessment Scale–Cognitive Subscale Score

---

慢性疾患であるADには「プレクリニカル期」が存在 →先制医療へのパラダイムシフト

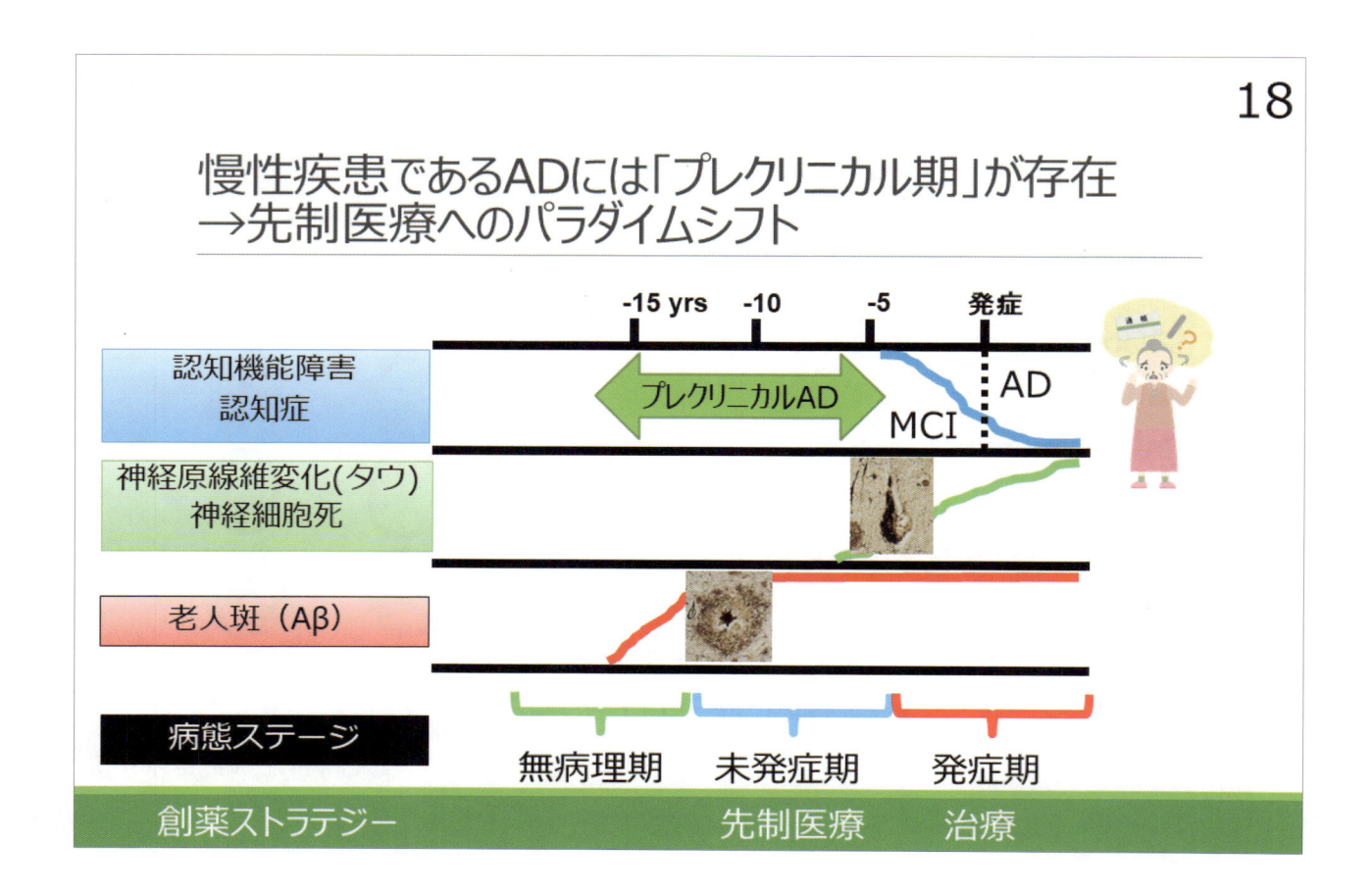

心筋梗塞の形成機序と先制医療

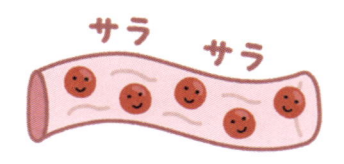 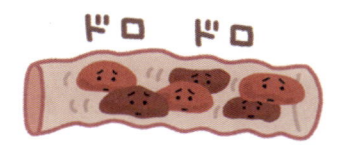 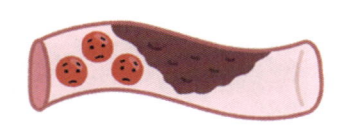

30-40年 　　　　　5-10秒

脂質やコレステロールの蓄積　　　心筋梗塞、脳梗塞

食事療法 スタチン 〔先制医療〕　　　外科手術 〔治療〕

＜血中コレステロール値でリスクを見積もれる→予防できる＞

20

Aβによって認知症を発症する人に対して 抗Aβ薬を用いた先制医療の治験

➤発症年齢がわかっている→病態の予測

➤高リスク群に超早期より予防的介入

➤発症年齢の変化を「治療」効果

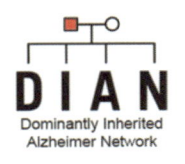 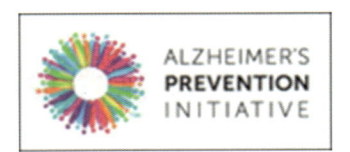

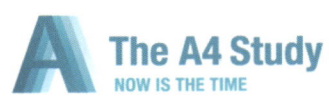

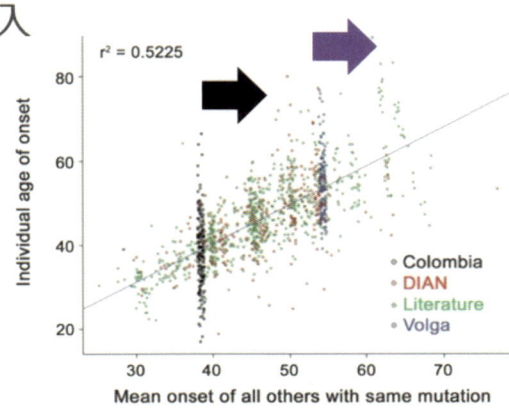

Ryman et al., *Neurology* 2014

21

孤発性患者に対して、未病期に先制医療をいつ開始するのか→バイオマーカー、リスク診断

PETイメージング

脳脊髄液

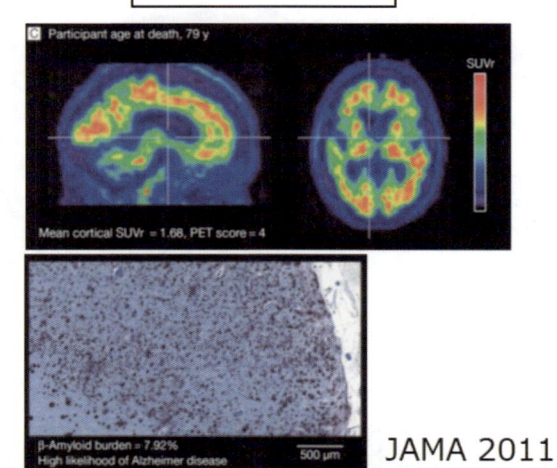

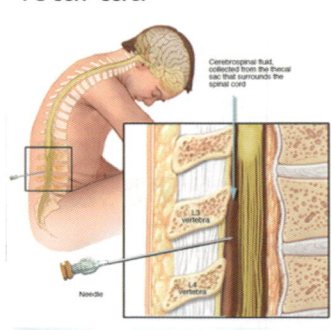

↓ Aβ42
↑ Phosphorylated tau
↑ Total tau

JAMA 2011

https://www.mayoclinic.org/tests-procedures/lumbar-puncture/about/pac-20394631

22

脳内病理を末梢血で調べるためのバイオマーカーの探索

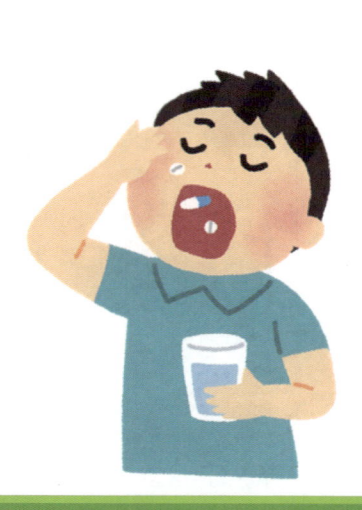

✓ 「血液脳関門」によって脳は守られている

✓ 限られた物質のみが脳に出入りできる

✓ アミロイド蓄積や神経細胞死に関わるバイオマーカー探索は研究段階

23

診断のための末梢血バイオマーカー

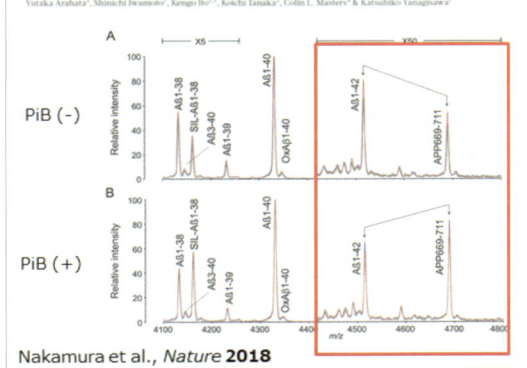

LETTER
doi:10.1038/nature25456

High performance plasma amyloid-β biomarkers for Alzheimer's disease

Akinori Nakamura, Naoki Kaneko, Victor L. Villemagne, Takashi Kato, James Doecke, Vincent Doré, Chris Fowler, Qiao-Xin Li, Ralph Martins, Christopher Rowe, Taisuke Tomita, Katsumi Matsuzaki, Kenji Ishii, Karunari Ishii, Yutaka Arahata, Shinichi Iwamoto, Kengo Ito, Koichi Tanaka, Colin L. Masters & Katsuhiko Yanagisawa

PiB (-)

PiB (+)

Nakamura et al., *Nature* **2018**

✓Aβおよび関連ペプチド

✓脳内アミロイド蓄積に伴いAβ42比が低下する

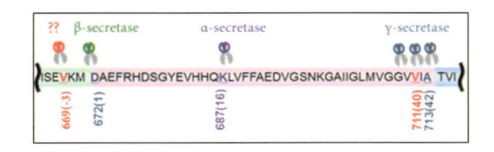

✓Tau

✓α-Synuclein
✓神経細胞死にともなって放出される？

→これらの分子は疾患修飾薬開発における創薬標的分子であるため、薬効評価に利用できるか？

24

疫学から同定された環境的なAD発症リスク

✓中等教育未修了
✓中年期聴力低下
✓中年期高血圧
✓中年期肥満
✓（高齢期）喫煙
✓うつ
✓活動量の低下
✓社会的な孤立
✓糖尿病

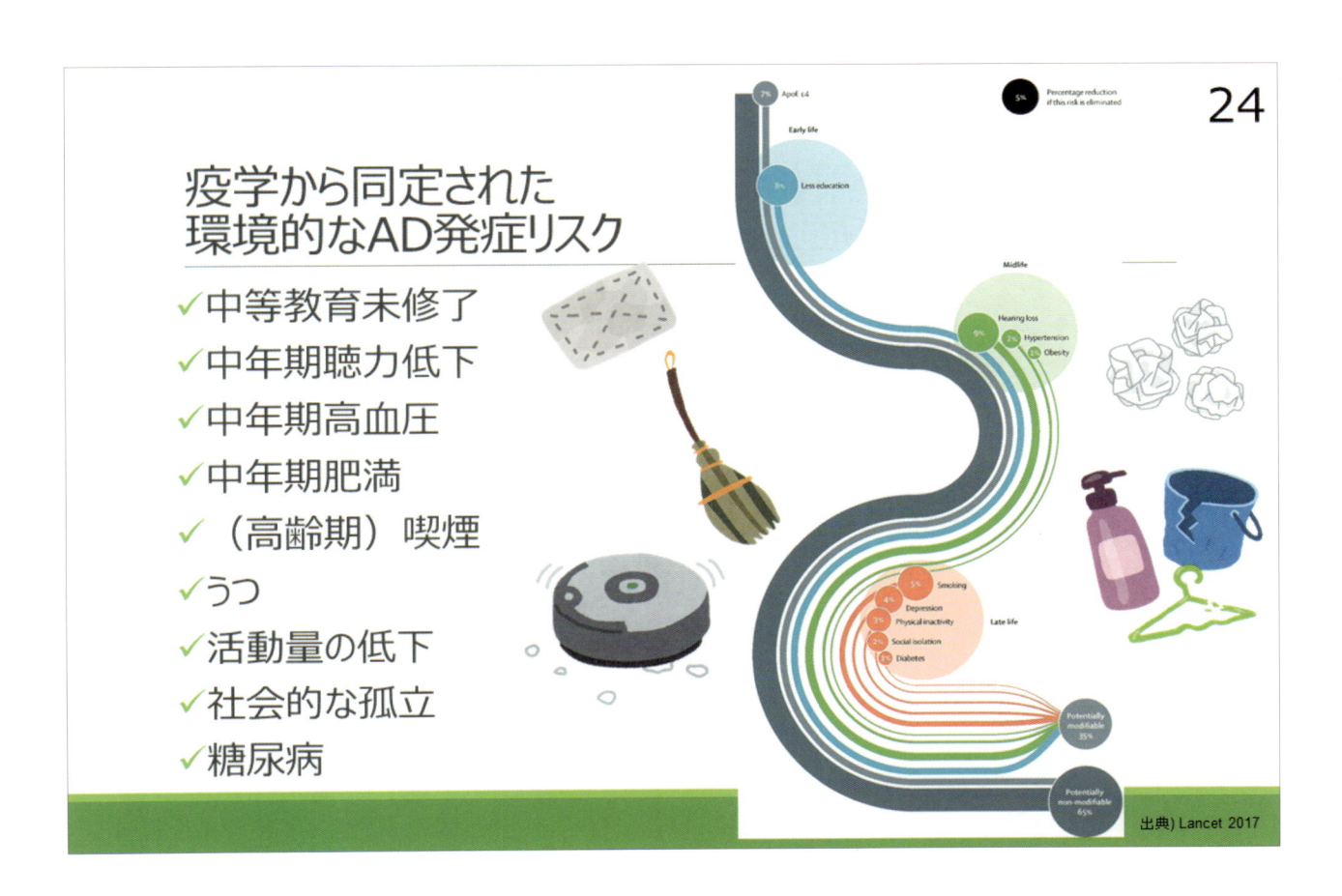

出典) Lancet 2017

25

糖尿病状態はアミロイドのたまり方を増加させる（マウス）

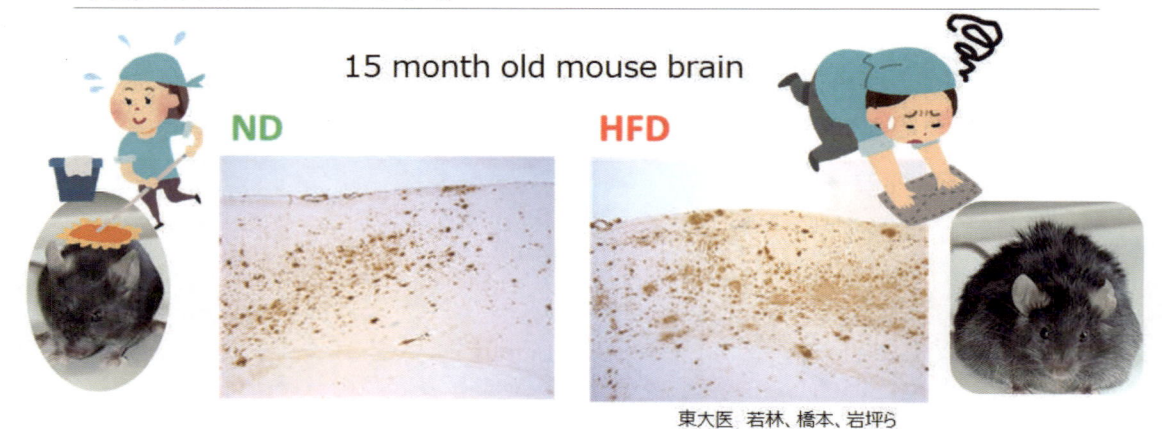

15 month old mouse brain

ND　　　　HFD

東大医 若林、橋本、岩坪ら

Aβ産生には大きな影響なし

ゲノムワイド関連解析により同定された遺伝学的AD発症リスク因子

BIN1、PICALM、CD2AP、Rab7、FRMD4A　　神経細胞：Aβ産生

小胞輸送

アストロサイト：Aβ蓄積

AD発症

ミクログリア：Aβ分解

ミクログリア特異的な遺伝子が神経変性に関与

脂質代謝経路

炎症反応

ApoE、CLU、ABCA7

CR1、CD33、MS4A
EphA1、TREM2、DAP12

27

AD脳におけるミクログリアの機能

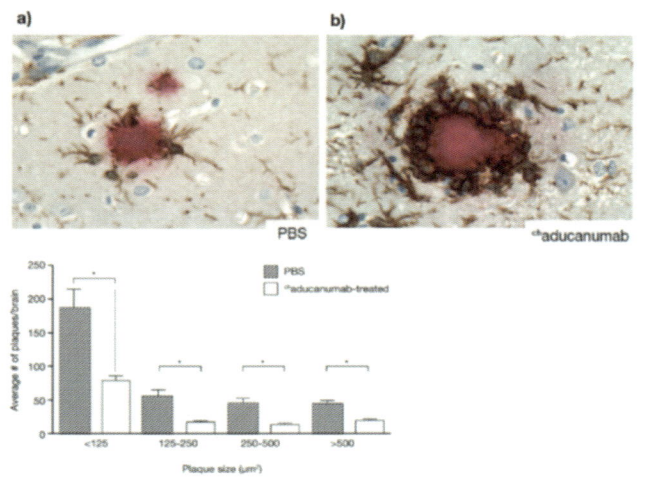

ミクログリアは貪食能を示す免疫担当細胞

抗Aβ抗体投与によりミクログリアの集積、アミロイド斑の縮小が観察された

＜ミクログリア活性化薬としての抗体医薬＞

Sevigny et al., Nature 2016

アストロサイト由来新規Aβ分解酵素KLK7はアミロイド病理に対する鍵分子である

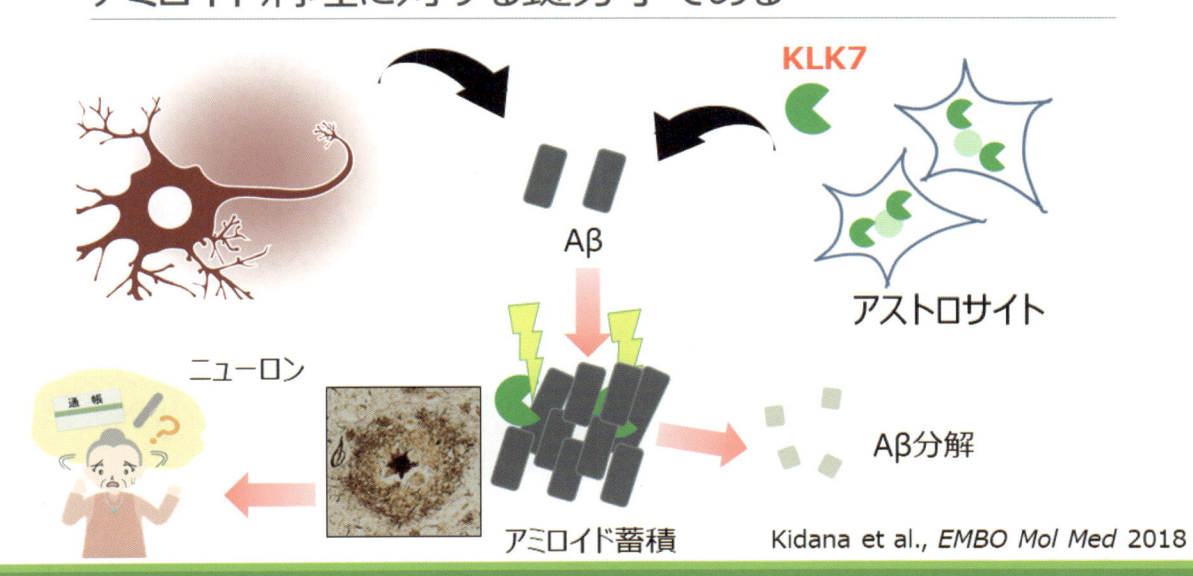

Kidana et al., *EMBO Mol Med* 2018

健常高齢者のB細胞を集め、その中から作られた Aducanumab：予防する体質の理解から創薬へ

"The screening of libraries of human memory B cells for reactivity against aggregated Aβ led to molecular cloning, sequencing, and recombinant expression of aducanumab…"

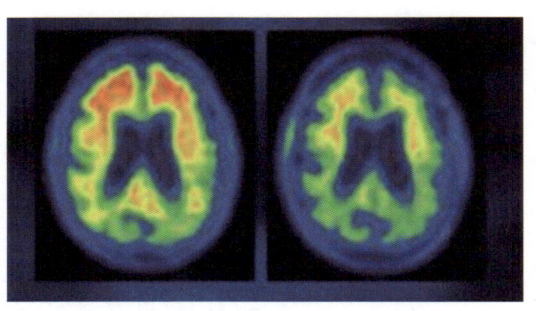

Amyloid PET scan in a BIIB037/aducanumab trial participant at baseline (left) and after one year on treatment (right) [Image courtesy of Biogen].

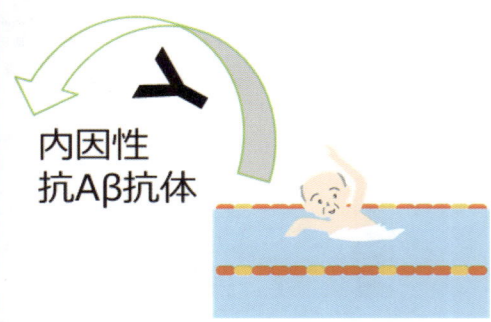

内因性
抗Aβ抗体

超正常？

Aducanumabを作っていた人はスーパー老人！？

30

神経変性疾患治療薬開発における 新しいモダリティ：核酸医薬

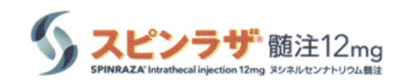

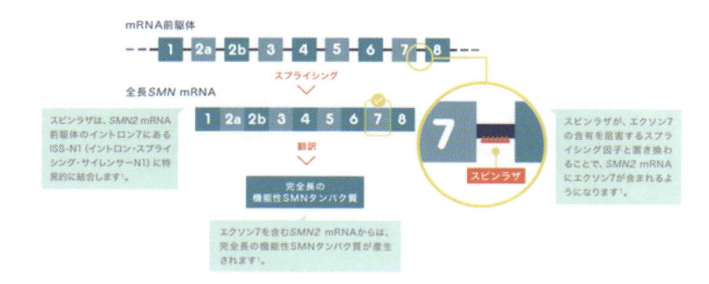

✓脊髄筋萎縮症に対する 疾患修飾薬

✓SMN2 mRNAに対する アンチセンスヌクレオチド

✓エクソンスキッピングにより 機能性SMN2タンパク質 発現量を増加させる

https://www.spinraza.jp/ja-jp/homepage.html

31

凝集性タンパクに対する核酸医薬の開発

SCIENCE TRANSLATIONAL MEDICINE | RESEARCH ARTICLE

ALZHEIMER'S DISEASE

Tau reduction prevents neuronal loss and reverses pathological tau deposition and seeding in mice with tauopathy

Sarah L. DeVos,[1] Rebecca L. Miller,[1*] Kathleen M. Schoch,[1*] Brandon B. Holmes,[1]
Carey S. Kebodeaux,[1] Amy J. Wegener,[1] Guo Chen,[1] Tao Shen,[1] Hien Tran,[2] Brandon Nichols,[2]
Tom A. Zanardi,[2] Holly B. Kordasiewicz,[2] Eric E. Swayze,[2] C. Frank Bennett,[2]
Marc I. Diamond,[3] Timothy M. Miller[1†]

ATTR（TTR、P3）、ハンチントン病（HTT、P2）、ALS（SOD1）
に対するアンチセンス医薬が臨床開発へ

32

タンパク質蓄積病態の伝播を標的とした創薬

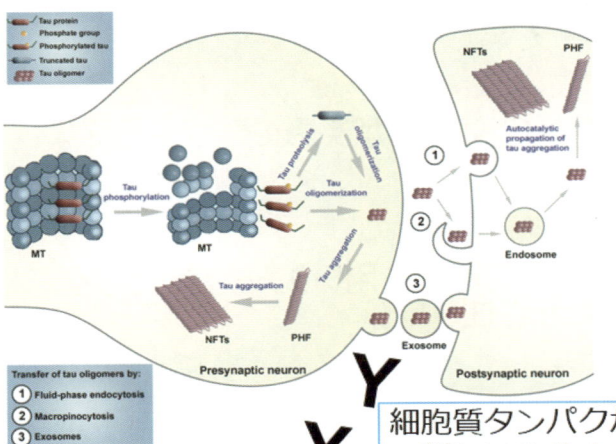

✓細胞質のタンパクが細胞外へ放出され

✓細胞外から取り込まれ
✓Tunneling nanotubeを介して直接

✓レシピエント細胞の細胞質へと影響する

Šimić G et al., Biomolecules (2016) 6(1). pii: E6

細胞質タンパクが細胞外に放出…抗体医薬が到達可能！？
→新しいCellular pathologyと創薬標的メカニズム
→「分子標的薬」としての抗体医薬

33

進行性核上麻痺（PSP）や前頭側頭葉変性症（FTD）を対象とした抗タウ薬の開発

タウの異常によって起こる疾患

AbbVie Initiates Phase 2 Clinical Trial Programs for ABBV-8E12, an Investigational Anti-Tau Antibody, in Early Alzheimer's Disease and Progressive Supranuclear Palsy

Jan 25, 2017

- Initiation of Phase 2 clinical trial programs in e
(PSP) is part of ongoing commitment to invest
disease progression
- ABBV-8E12 granted Fast Track Designation fo
- Orphan Drug Designations received from the
Medicines Agency for ABBV-8E12 in PSP

抗シヌクレイン抗体の開発も進められている

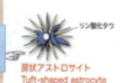

リン酸化タウ
房状アストロサイト
Tuft-shaped astrocyte

First-in-Human Assessment of PRX002, an Anti-α-Synuclein Monoclonal Antibody, in Healthy Volunteers

Dale B. Schenk, PhD,[1†] Martin Koller, MD, MPH,[1] Daniel K. Ness, DVM, PhD,[1] Sue G. Griffith, MD, PhD, MRCP,[2] Michael Grundman, MD, MPH,[3,4] Wagner Zago, PhD,[1] Jay Soto, BS,[1] George Atiee, MD,[5] Susanne Ostrowitzki, MD, PhD,[6] and Gene G. Kinney, PhD[1*]

Movement Disorders, Vol. 32, No. 2, 2017　211

蓄積病態の広がりを抑制することで病態進行を低下させるのでは？

34

まとめ

✓ Aβおよびタウの蓄積はアルツハイマー病発症の鍵プロセスである。

✓ 未発症期における慢性的なタンパク質代謝異常が疾患の発症原因となるタンパク質の凝集を惹起する。

✓ 未発症期に、リスクの高い人に対して先制医療を用いタンパク質代謝を是正することで、認知症を予防できる可能性がある

✓ 新しい認知症創薬・診断法開発に向けたアプローチとして、予防因子からの開発、グリア細胞や蓄積病態の伝播を標的とした創薬が考えられる

VI　認知症の予防と非薬物療法

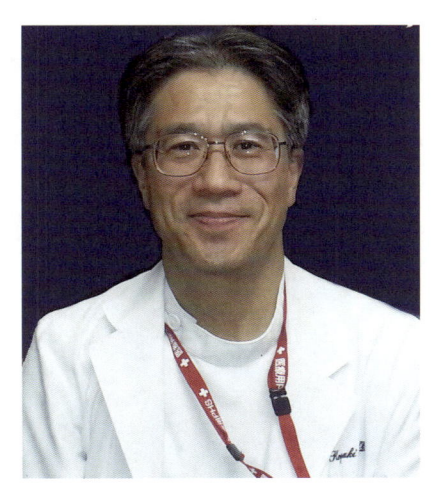

欅　篤　（けやき あつし）
（社会医療法人愛仁会高槻病院 副院長，リハビリテーションセンター長）

1979 年　名古屋大学医学部卒
1986 年　京都大学医学部大学院卒
1987 年　モンテフィオーレ病院神経病理部門 リサーチフェロー
1999 年　大阪府済生会泉尾病院 脳神経外科部長
2001 年　天理よろづ相談所病院 脳神経外科部長
2003 年　同 白川分院 リハビリテーションセンター長
2010 年から現職

京都大学医学博士
脳神経外科学会専門医
リハビリテーション医学会認定臨床医・専門医・指導医
日本認知症学会専門医・指導医
摂食嚥下リハビリテーション認定士
心臓リハビリテーション指導士，呼吸ケア・リハビリテーション指導士
日本医師会認定産業医・健康スポーツ医
　等

認知症の予防と非薬物療法

欅　篤

　認知症に対する根治的な治療法が確立されていない現状ではその予防並びに早期発見，治療が重要となる。そしてエビデンスレベルの高い薬物療法が確立されていないため非薬物療法の占める役割が大きいと考える。

　一般的な疾病はその治療対象が当然のことながら患者自身でなければならない。高血圧であれば患者自身が降圧剤を服薬，糖尿病であれば患者自身が血糖降下治療を行う等，で配偶者など家族に降圧剤や血糖降下剤を投与しても効果がないのは当然である。一方で，認知症は患者自身が治療の対象となるのが基本だが，場合によっては患者への接し方やBPSD出現時の対処方法など配偶者を含めた患者家族（介護者）への教育・指導，患者周辺の人間関係を含めた環境調整が患者自身の治療に直接結び付く場合もみられる。つまり認知症は患者だけをターゲットにするのではなく，患者周辺にも目を向けた治療アプローチが必要となる特殊な疾患であることを念頭に治療法を組み立てる必要がある。

　前半ではアルツハイマー型認知症（AD）の予防，そして後半ではADに対する非薬物療法について解説する。

1　認知症の予防

　ADは30～40年の経過を辿る疾患と考えられ，はじめの約20数年間は脳内で潜行しつつ進行し，症状が発現して10～20年の経過で死亡に至る[1]。このことは長い経過の中で予防的な介入の可能性を示唆するものである。2011年に発表されたADの治療指針のなかで[2]高血圧，糖尿病，高脂血症のような血管性危険因子は血管性認知症（VaD）のみでなくADに対しても促進的に作用し，一方，教育歴，職業的到達度，老年期の就労，有酸素運動などは脳予備能や認知予備能と呼ばれ，ADの病態に対して防御的に働くことが示された。

　近年予防や進行抑制可能な生活習慣病とADの関連が明らかとなりつつある。岡山大学からの報告では[3]AD患者の66.6％が何らかの生活習慣病を合併し，高血圧が54.1％，高脂血症が28.4％，糖尿病が18.2％であり2疾患，3疾患の合併はそれぞれ21.6％，6.3％であったしている。つまり高率に合併する生活習慣病をコントロールすることによりADの発症を予防，あるいは遅らせれる可能性が示唆された。

　高血圧は脳卒中の最大の危険因子であるばかりでなく，中年期の高血圧は老年期の認知症発症に大きな影響を及ぼし，ADの発症リスクを1.5～2倍に増加させることが報告されている[4,5]。降圧療法が認知機能の低下を抑制するかどうかは，いまだ意見が分かれているが，SCOPE（Study on COgnition and Prognosis in the Elderly）試験において，比較的軽度の認知機能低下の患者〔MMSE 24～28点〕においてARBが認知機能の低下を抑制したとの報告もみられている[6]。

　糖尿病においてもADとの関連性が注目され，研究者によってはADを"3型糖尿病"と呼ぶことがある[7]。メタ解析の結果によると，糖尿病症例では，非糖尿病例と比較して，ADを含めた認知症のリスクが1.6倍になると報告されている[8]。そして糖尿病に認知症が合併すると治療困難となることが多い。記憶障害により服薬管理が曖昧となり食事療法や運動療法の遵守も困難となる。わが国で桜井らにより行われた「高齢者糖尿病を対象にした前向き介入研究（J—EDIT）では，HbA1c値は認知障害の悪化と関連する傾向が示さ

表1
治療介入標的（アプローチ）別分類
認知
刺激
行動
感情

表2
治療手法別分類
心理学的
認知訓練的
運動や音楽等芸術的

れた[9]。一方で血糖を正常化させることを目標とした ACCORD—MIND では，認知機能に改善はみられなかった[10]。近年，糖尿病治療薬である DPP—4 阻害薬で認知機能が改善したとの報告[11] は興味が持たれる。AD 患者では脳のインスリン作用が減弱していることに着目し，脳内インスリンを補う方法として経鼻インスリン投与が注目されている[12]。経鼻的に投与されたインスリンは体循環の糖代謝に作用することなく脳内に移行することが示されている。健常者や AD/MCI 患者でも海馬に関わる認知機能，短期記憶の改善がみられ，さらに生活機能や脳血流の改善も報告されている[13]。

　中年期の高脂血症は老年期の AD を含む認知症の発症リスクと強く相関することが明らかにされている[14]が，老年期の横断的疫学研究の結果では老年期の血清脂質と認知症リスクの間には一定の関連性が明らかにされていない[15]。しかしながら，HMG—CoA 還元酵素阻害薬を用いた介入研究では，スタチンは VaD を含めた AD などの認知症発症リスクを軽減させることが明らかにされ最近のメタ解析の結果からもこうした傾向が検証されている[16]。

　運動による認知症予防に関しては後述する。

2　非薬物療法

　認知症に対する非薬物療法は，米国精神医学会の治療ガイドラインによれば治療介入の標的とされるのは　1）認知，2）刺激，3）行動，4）感情　の4つである（表1）。一方，手法的には認知症疾患診療ガイドライン 2017[17] では，1）心理学的療法，2）認知訓練的療法，3）運動や音楽等芸術的療法　の3つに大別され記載されている。（表2）　薬物治療と同様に，中核症状である認知機能障害のみならず認知症の行動・心理症状 behavioral and psychological symptoms of dementia（BPSD）や日常生活機能の改善を目指して行われる。

　標的（アプローチ）別に個々の非薬物療法を順に解説し，最後に運動療法については別個記載する。

認知に焦点をあてたアプローチ

1　リアリティオリエンテーション（RO）

　時間・場所などがわからなくなる見当識障害に対する訓練で，本人の注意や関心を天気や曜日，時間に向けることで脳に刺激を与え，残された機能の活性化を図る。現実の事柄を示すことで，誤った認識に基づいて生じる行動や感情障害を改善する。例えば，カレンダーや時計を示しながら説明する，施設配置図を示し

ながら目的の場所や部屋へ誘導する等の工夫などがある。

2　認知刺激療法（認知リハビリテーション）

認知リハビリテーション[18]は，初期のアルツハイマー型認知症（以下ADと略）や血管性認知症の患者の記憶障害や日常生活上の障害を軽減する目的で介入が試みられてきた。一般に，比較的軽症の患者が対象となり，介入技法としては間隔伸張法，記憶術，外的補助の利用　などが用いられる[19]。いずれの介入技法を用いるにしても，基本となる原理として"誤りなし学習"errorless learning が挙げられる[20]。記憶障害の患者では，健忘があると自己の誤りを修正することができず，むしろ犯した誤りに引きずられてかえって正答に到達できなくなってしまう。したがって，学習過程で試行錯誤を生じずに，はじめから 正答を呈示していくというものである。AD患者に対して間隔伸長法や記憶術などを用いる場合でも，"誤りなし学習"に基づき可能な限り誤りを回避していくことが推奨されている[21]。

一方 "認知神経リハビリテーション" という似た用語もあるが，これは「運動機能回復を病的病態からの学習過程である」と考える認知理論に基づいたリハビリテーション治療法で，近年ヨーロッパ諸国で注目されている運動療法のことを指す。

また"認知症リハビリテーション"という用語も介護等の場で広く用いられるが，これは心理学的療法や認知訓練的療法，娯楽，運動や音楽等芸術的療法を組み合わせて行う包括的集団リハビリテーションのことを指す場合が多い。一般家庭やデイサービス等でよく行われる音読・書き取りや計算問題などのドリルは脳の活性化に役立つと考えられているが，本人が積極的でないときに強要すると，かえって逆効果になることがあるので注意を要する。

刺激に焦点をあてたアプローチ

1　娯楽（レクリエーション）療法

集団で行う娯楽によって，ストレスを発散することで情緒の安定や行動症状の軽減を図る。体操や軽い運動を併用することが多い。

2　芸術療法（アートセラピー）

a）音楽療法

音楽鑑賞のほか，入浴中や食事中などにBGMを流すことで焦燥感や攻撃性の軽減を図る。好きな音楽を聴く，簡単な楽器（カスタネットやタンバリンなど）を奏でる，歌にあわせて踊る，カラオケで歌う，などが含まれる。こうした音楽を通じたさまざまな方法で患者の脳を活性化させるのが音楽療法である。音楽療法では患者の脳を活性化させるばかりでなく，気持ちを落ち着かせるリラクセーション効果もある。そのため"ぐっすりと眠れる"というような快眠効果が得られるのも特徴である。実際，音楽にもピアノにも興味のなかった方であっても，音楽療法を重ねるごとにピアノを弾いたり馴染みの歌を口ずさんだりするようになり音楽に絡めたコミュニケーションをも楽しめるようになってくることが多い。集中して音楽を聴くと聴覚が刺激され，脳の血流も増加し，また過去に聴いた音楽を思い出すことで記憶をつかさどる海馬やその周辺が刺激されるばかりでなく，けん盤に触れることにより手指に刺激を与えることができるので複合的な効果も期待できる。

b）絵画療法

絵を書くことや造形などの芸術を通して心のケアを行う心理療法の1つで，手を動かし，かつ色彩・造形的刺激を受け，作品を完成していく過程で達成感や感情の安定を図る効果が期待される。

3　園芸療法

植物は心を癒し穏やかにして和ませる力があり，植物を育てる園芸作業は人の心や感情に自信や自尊心，達成感，満足感，期待や喜びを与える。屋外に出て土いじり，毎日の水遣りなど，植物を世話し成長を助ける関係性の中で自分の役割を見出し，季節感，充実感，そして自分の存在感を感じてもらう効果を期待する。植物の生長と果実の熟成，収穫などを通して生命力も感じ取っていただく。

4　動物療法（アニマルセラピー，ペットセラピー）

動物と触れ合うことにより認知症の症状の改善をはかる療法。動物の愛らしさで焦燥感が減少し心が癒されたり，動物の世話をしてあげたいというやさしい気持ちが引き出される。認知症が進行している人でも，動物に接することにより落ち着きが取り戻せたり，生き生きして意欲的になれたりすることがある。しかしながら動物を媒介とした感染症，アレルギーや噛みつき，飼育・管理の手間など，様々な理由でペットを飼うことが困難な場合も多く，そのような問題を解決する方法として多数のセンサーや人工知能を内蔵した"メンタルコミットロボット"が本邦で開発され国内の医療や介護福祉施設ばかりでなく海外でも使用されている。

5　アロマ療法

嗅覚を効果的に刺激することで嗅神経から海馬が刺激され中核症状を改善させる療法。　植物から抽出した精油（エッセンシャルオイル）を使用し専用の器具を使って香りを楽しんだり，入浴時にお湯に入れたり等の方法がある。昼間はレモンとローズマリーの配合，夜間は睡眠に効果的であるラベンダーとオレンジの配合で昼と夜の逆転が解消したとの報告もある。

6　タッチセラピー

手で皮膚に触れることで刺激を与えたり，心地良さで気持ちを安定させる効果があると言われている。不安な気持ちにより起きていた焦燥感などの認知症の周辺症状が改善することもある。またタッチの方法によっては血行も良くなり，体の動きも良くなる相乗効果も期待される。

行動に焦点をあてたアプローチ

1　行動療法

自律神経失調症の治療の中で心理療法として行われてきた手法で，認知症においては徘徊や失禁など行動障害の原因や行動パターンを分析し，事前の行動パターンを変えていくアプローチ。行動療法では患者が現在抱えている行動上の問題（たとえば，恐怖症，習癖など）に焦点を当て，それらの問題は「その場面に対して，何らかの原因で，不適切な反応（感情や行動）を結びつけ，それが習慣化してしまったこと」によるか，「その場面に対して，適切な反応（感情や行動）をまだ習得していないこと」によって起きていると考える。行動療法では，患者（家族，介護者等）とセラピストが共同して行動面での治療目標を立て，さまざまな技法を用いて不適切な反応を修正する。たとえば，楽しい雰囲気の中で，スモールステップで徐々に恐怖対象

に近づき慣れるようにさせたり，賞賛やごほうび等を用いて新しく適切な反応（感情や行動）を習得させる。

感情に焦点をあてたアプローチ

1　回想法

　アメリカの精神科医ロバート・バトラーが提唱した心理療法。過去の懐かしい思い出を語り合ったり，誰かに話したりすることで脳が刺激され，精神を安定させる効果が期待できる。長く続けることで認知機能が改善することも明らかになり，日本でも認知症患者のリハビリテーションに利用されるようになった。本人に過去の思い出を語ってもらったり，昔のできごとや人生を振り返る，若い頃住んでいた場所を訪れることなどで記憶を刺激して感情の安定を図る。介護施設などで専門家の指導を受けながらグループで行う方法と，個人で行う方法がある。どちらも，童謡や子供の頃流行った歌を歌ったり，お手玉やかるたなどの遊びなど，昔の楽しかった体験をしてもらったり，今までの人生を語り合ったりする。必要に応じて問いかけをしながら，思い出話を誘導し本人の語りをあたたかく見守ってあげることが大切。昔を思い出すことで脳を活性化し，認知症から来る不安感や混乱を防いだり，精神を安定させ認知機能を改善する効果が期待されている。認知症の特徴でもある新しいことを記憶することは難しいが，昔の記憶（長期記憶，遠隔記憶）はしっかり残っていることが多いため，回想法で昔のことを思い出し自信を回復させることで，脳の活性ばかりでなく昔を懐かしむことが精神の安定につながる。

2　是認療法（バリデーション，validation therapy）

　混乱した行動や非現実的な言葉にも必ず理由があると考え，その背後にある意味を認め，受容と共感の対応を示す手法。認知症の方が騒いだり，徘徊したりすることにも「意味がある」として捉え，なぜ騒ぐのか，なぜ徘徊するのかを患者の歩んできた人生に照らして考えたり，一緒に行動したりするというもの。結果としてとられた行動について，患者の感情を和らげて，患者自身を理解するために，本人の話を否定せず，丁寧に耳を傾けて，優しく，穏やかに接することが大切。そうした落ち着いた対応から，激しかった患者の感情が落ち着いたり，症状の悪化を防ぐことにもつながるとされている。

（バリデーション療法の具体的な手法の一部）[22]
- ・センタリング（精神の統一，集中）
- ・事実に基づいた言葉を使う
- ・リフレージング（本人の言うことを繰り返す）
- ・極端な表現を使う（最悪，最善の状態を想像させる）
- ・思い出話をする（レミニシング）
- ・真心をこめたアイコンタクトを保つ
- ・はっきりとした低い，優しい声で話す
- ・ミラーリング（相手の動きや感情に合わせる）
- ・好きな感覚を用いる
- ・タッチング（ふれる）
- ・音楽を使う

認知症に対する運動療法

　2018 年初頭にアメリカから軽度認知障害（MCI）についての新たなガイドライン）が示された[23]。その中で注目されるのは，規則的な運動を週2回程度，6ヵ月以上にわたって続ければ有効とする良質な報告が相当数存在する，との報告である。体を動かすことによって認知症の発症を予防したり，その進展を遅らせたりすることが運動療法の基本となる。AD ではプレクリニカルを含めると発症前 20 年程度の予防的対処が必要となる。その意味において，運動は中止基準を遵守して行えば安全に実施でき習慣づけにより長期的な取り組みが期待できる療法の1つとして有用と考えられる。

　運動効果を確立するのに最も影響力があった Plassman らのレビューによると[24]，介入要因を栄養，医薬品，社会経済行動的要因のグループに分け，わずかな例外を除いてこれまで検討されてきたほとんどの介入法は無効だと記されたが，例外とされたのは唯一運動介入であり，次いで認知トレーニングも期待できるとされた。

　中年期に余暇を利用して運動をした人は，しない人よりも AD を含めた認知症発症率が低くなり，また身体活動レベルの高い高齢者は低い高齢者に比して加齢に伴う認知機能低下の危険性が減少すること，等が本邦でも報告されてきた[25, 26]。さまざまな身体運動のなかでも，特にウォーキングなどの有酸素運動の効果が指摘されているが，運動が認知機能低下に予防的に働くとしても，その効果が体を動かすことそのものによるものなのか，あるいは活動的であること自体による効果なのかの結論は現在のところ明らかではない。これまで縦断研究により多くの知見が報告されてきているのでその一部を紹介する。

　MCI を有する高齢者に対する運動の効果を検討したシステマティックレビューでは言語流暢性においては有意な効果が確認されたがその他の実行機能，認知処理速度，記憶については有意な効果は認められなかった[27]。

　また　鈴木，島田らは運動のみでなく認知課題を同時に実施する“コグニサイズ”を考案し MCI 高齢者を対象とした RCT を行った結果，処理速度および言語能力の向上が認められた。また健忘型 MCI 高齢者に限定した分析では，全般的認知機能低下の抑制，記憶力の向上，脳萎縮進行抑制効果が認められたとしている[28]。

　運動と共に食事指導，認知トレーニング，血管リスクモニタリングといった複合的介入を実施し認知機能に関する効果を検証した報告がある。認知機能が年齢標準より軽度低下した高齢者（60 ～ 77 歳）をランダムに介入群とコントロール群に割り付け，介入群は定期的な食事指導と血管リスクモニタリング，積極的な運動，認知トレーニングを実施し，運動は理学療法士がトレーニングジムで個別指導を行い，筋トレ週1～3回，有酸素運動を週2～5回実施する。認知トレーニングは 10 回のグループセッションと PC プログラムを用いた 72 回の個別セッションを2セット実施。これらの予防対策を2年間実施した結果，神経心理検査バッテリーの総合点変化に両群間で有意な差が認められ多面的介入の効果が示された[29]。

　いずれにせよ，これらの運動や活動レベルの高いことに伴って β アミロイドの蓄積が抑制されたり，海馬領域の賦活により脳由来神経成長因子 brain derived nerve growth factor（BDNF）が増加する，といった実験結果も報告されている[30]。

認知症に対する非侵襲的脳刺激法

　非侵襲的脳刺激療法（non-invasive brain stimulation, NIBS）は経頭蓋的に脳に刺激を与える治療法で反復経頭蓋磁気刺激（repetitive transcranial magnetic stimulation, r-TMS）や経頭蓋直流電気刺激（transcranial direct current stimulation,tDCS）などがありの大脳皮質を頭皮上から刺激し皮質機能を修飾する有用なツールとして研究が進められている。主として脳卒中後の上肢麻痺や失語症などに行われてきた。近年，アルツハイマー型認知症を含めた認知機能低下への効果の報告も増え，今後非薬物療法の１つとしての研究成果が期待される[31-33]。

認知症に対する非薬物療法はエビデンスの出しにくい領域ではあるが，今後これらの努力をさらに実りあるものにするためにも，個別のリハビリテーションプログラムと適切なケアプランを立て，患者本位の治療戦略を考えていくことが重要である。

参考文献

1 ）Bateman, R.J., et al., *Clinical and biomarker changes in dominantly inherited Alzheimer's disease*. N Engl J Med, 2012. 367 (9) : p. 795—804.

2 ）McKhann, G.M., et al., *The diagnosis of dementia due to Alzheimer's disease: recommendations from the National Institute on Aging-Alzheimer's Association workgroups on diagnostic guidelines for Alzheimer's disease*. Alzheimers Dement, 2011. 7 (3) : p. 263—9.

3 ）Hishikawa, N., et al., *Cognitive and affective functions in Alzheimer's disease patients with metabolic syndrome*. Eur J Neurol, 2016. 23 (2) : p. 339—45.

4 ）Launer, L.J., et al., *Midlife blood pressure and dementia: the Honolulu-Asia aging study*. Neurobiol Aging, 2000. 21 (1) : p. 49—55.

5 ）Kivipelto, M., et al., *Midlife vascular risk factors and late-life mild cognitive impairment: A population-based study*.Neurology, 2001. 56 (12) : p. 1683—9.

6 ）Skoog, I., et al., *Effect of baseline cognitive function and antihypertensive treatment on cognitive and cardiovascular outcomes: Study on COgnition and Prognosis in the Elderly (SCOPE)*. Am J Hypertens, 2005. 18 (8) : p. 1052—9.

7 ）Kandimalla, R., V. Thirumala, and P.H. Reddy, *Is Alzheimer's disease a Type 3 Diabetes? A critical appraisal*. Biochim Biophys Acta, 2017. 1863 (5) : p. 1078—1089.

8 ）Cukierman, T., H.C. Gerstein, and J.D. Williamson, *Cognitive decline and dementia in diabetes--systematic overview of prospective observational studies*. Diabetologia, 2005. 48 (12) : p. 2460—9.

9 ）櫻井　孝, *高齢者糖尿病の管理（血糖管理を中心に）*. 糖尿病, 2014. 57: p. 696 ～ 698.

10）Launer, L.J., et al., *Effects of intensive glucose lowering on brain structure and function in people with type 2 diabetes (ACCORD MIND) : a randomised open-label substudy*. Lancet Neurol, 2011. 10 (11) : p. 969—77.

11）Rizzo, M.R., et al., *Dipeptidyl peptidase-4 inhibitors have protective effect on cognitive impairment in aged diabetic patients with mild cognitive impairment*. J Gerontol A Biol Sci Med Sci, 2014. 69 (9) : p. 1122—31.

12）Schioth, H.B., et al., *Brain insulin signaling and Alzheimer's disease: current evidence and future directions*. Mol Neurobiol, 2012 46 (1) : p. 4—10.

13）Craft, S., et al., *Intranasal insulin therapy for Alzheimer disease and amnestic mild cognitive impairment: a pilot clinical trial*. Arch Neurol, 2012. 69 (1) : p. 29—38.

14）Solomon, A., et al., *Midlife serum cholesterol and increased risk of Alzheimer's and vascular dementia three decades later*. Dement Geriatr Cogn Disord, 2009. 28 (1) : p. 75—80.

15）Toro, P., et al., *Cholesterol in mild cognitive impairment and Alzheimer's disease in a birth cohort over 14 years*. Eur Arch Psychiatry Clin Neurosci, 2014. 264 (6) : p. 485—92.

16）Swiger, K.J., et al., *Statins and cognition: a systematic review and meta-analysis of short- and long-term cognitive effects*. Mayo Clin Proc, 2013. 88 (11) : p. 1213—21.

17）日本神経学会（監修），”認知症疾患診療ガイドライン”作成委員会（編集），*認知症疾患診療ガイドライン 2017*. 2017.

18）三村　將, *エビデンスのある認知症の非薬物療法*. 高次脳機能研究, 2012. 32 (3) : p. 454—460.

19）原　寛美, *痴呆性疾患に対する認知リハビリテーション*. Geriatiric Medicine, 2003. 41: p. 1693—1701.

20）Baddeley, A. and B.A. Wilson, *When implicit learning fails: amnesia and the problem of error elimination.* Neuropsychologia, 1994. 32（1）: p. 53—68.

21）Clare, L., et al., *Relearning face-name associations in early Alzheimer's disease.* Neuropsychology, 2002. 16（4）: p. 538—47.

22）ナオミ・フェイル, 藤. 訳., バリデーション―― 認知症の人との超コミュニケーション法. 筒井書房 , 2001.

23）Petersen, R.C., et al., *Practice guideline update summary: Mild cognitive impairment: Report of the Guideline Development, Dissemination, and Implementation Subcommittee of the American Academy of Neurology.* Neurology, 2018. 90（3）: p. 126—135.

24）Plassman, B.L., et al., *Systematic review: factors associated with risk for and possible prevention of cognitive decline in later life.* Ann Intern Med, 2010. 153（3）: p. 182-93.

25）鈴木隆雄 （監）, 島. 編., 基礎からわかる軽度認知障害（*MCI*）. 医学書院 , 2015: p. 213 ～ 223.

26）島田裕之 , 認知症に対する運動療法 . 日本医師会雑誌 , 2016. 145: p. 1909 ～ 1912.

27）Gates, N., et al., *The effect of exercise training on cognitive function in older adults with mild cognitive impairment: a meta-analysis of randomized controlled trials.* Am J Geriatr Psychiatry, 2013. 21（11）: p. 1086—97.

28）Suzuki, T., et al., *A randomized controlled trial of multicomponent exercise in older adults with mild cognitive impairment.* PLoS One, 2013. 8（4）: p. e61483.

29）Ngandu, T., et al., *A 2 year multidomain intervention of diet, exercise, cognitive training, and vascular risk monitoring versus control to prevent cognitive decline in at-risk elderly people（FINGER）: a randomised controlled trial.* Lancet, 2015. 385（9984）: p. 2255—63.

30）Patel, N.V., et al., *Caloric restriction attenuates Abeta-deposition in Alzheimer transgenic models.* Neurobiol Aging, 2005. 26（7）: p. 995—1000.

31）Birba, A., et al., *Non-Invasive Brain Stimulation: A New Strategy in Mild Cognitive Impairment?* Front Aging Neurosci, 2017. 9: p. 16.

32）Lee, J., et al., *Treatment of Alzheimer's Disease with Repetitive Transcranial Magnetic Stimulation Combined with Cognitive Training: A Prospective, Randomized, Double-Blind, Placebo-Controlled Study.* J Clin Neurol, 2016. 12（1）: p. 57—64.

33）Nguyen, J.P., et al., *Efficacy of transcranial direct current stimulation combined with cognitive training in the treatment of apathy in patients with Alzheimer's disease: study protocol for a randomized trial.* Rev Recent Clin Trials, 2018.

"もの忘れ外来診療のためのエッセンシャル" 講習会　　2018.6.24　東京/船堀

認知症の予防と非薬物療法

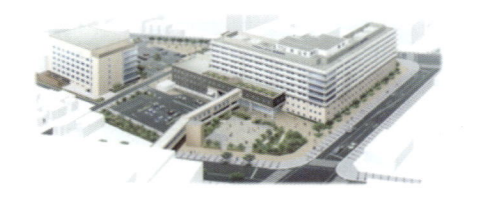

社会医療法人 愛仁会　高槻病院
リハビリテーションセンター
欅　　篤
Atsushi KEYAKI, M.D., Ph.D.

本講演に関して開示すべきCOIはありません。

認知症患者さんへのアプローチの基本

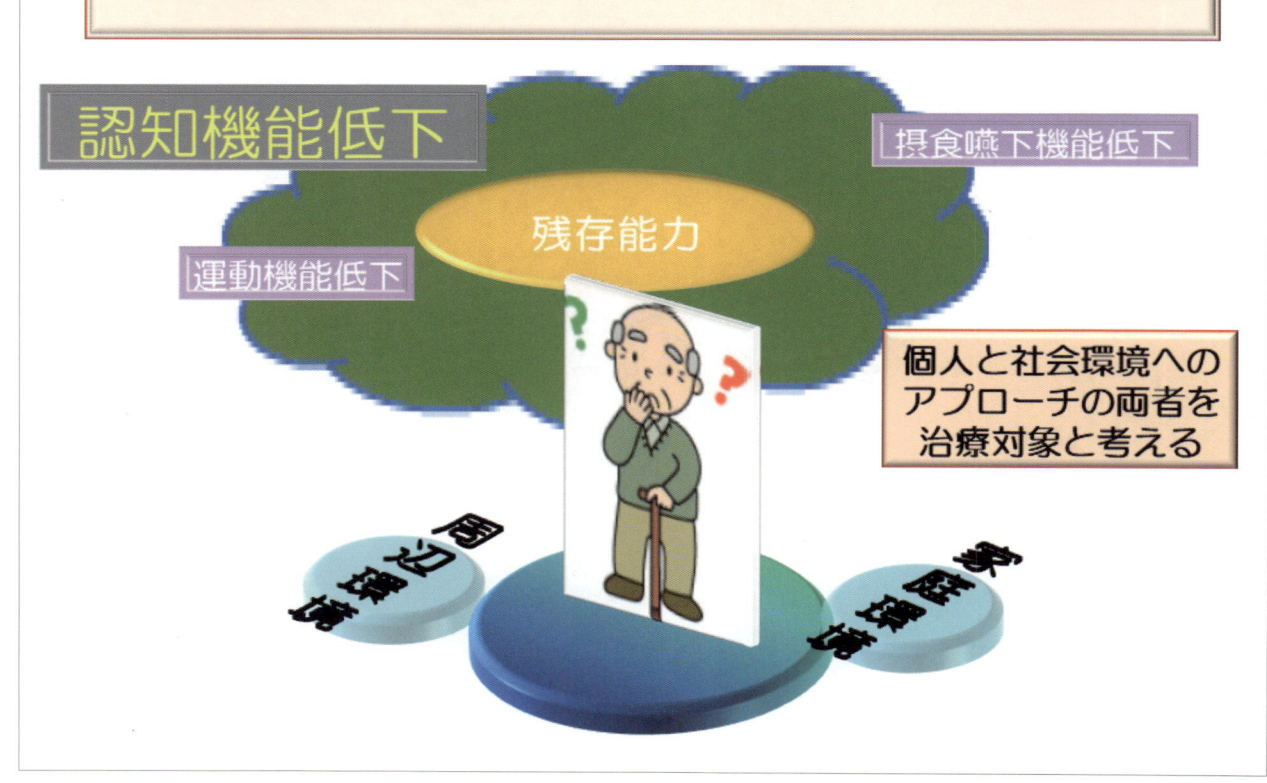

アルツハイマー型認知症の治療

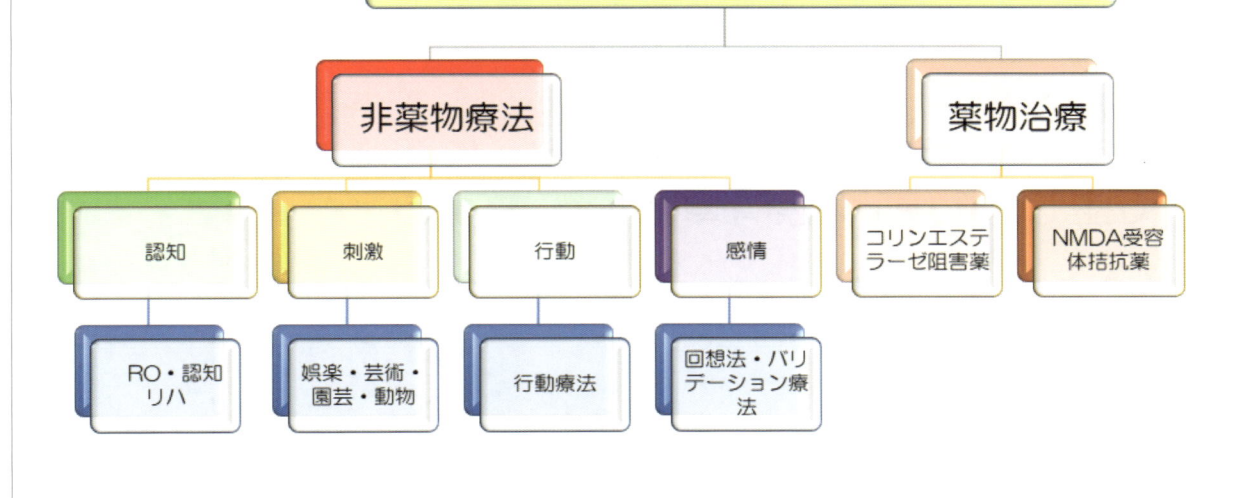

非薬物療法の分類

> 治療介入標的（アプローチ）別分類
> 　　認知
> 　　刺激
> 　　行動
> 　　感情

> 治療手法別分類
> 　　心理学的
> 　　認知訓練的
> 　　運動や音楽等芸術的

認知に焦点をあてたアプローチ

➢ リアリティオリエンテーション
　　（RO）

カレンダー、時計、施設内地図　等を利用し
現実の事柄を示すことで、誤った認識に基づい
て生じる行動や感情障害を改善する。

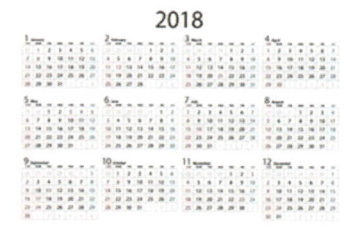
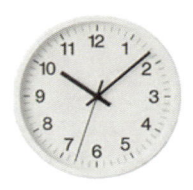

認知に焦点をあてたアプローチ

➢ **認知刺激療法**
　（認知リハビリテーション）
　"誤りなし学習"
　　　errorless learning（Baddeley, 1994）

健忘があると自己の誤りを修正することができず、
むしろ犯した誤りに引きずられてかえって正答に到
達できなくなってしまう。

試行錯誤をせずに　はじめから正答を呈示していく。

刺激に焦点をあてたアプローチ

> 娯楽（レクリエーション）療法
> 芸術療法（アートセラピー）
>> a．音楽療法
>> b．絵画療法
> 園芸療法
> 動物療法
>> アニマルセラピー、ペットセラピー
> アロマ療法
> タッチセラピー

感情に焦点をあてたアプローチ

> 回想法　reminiscence　or　life review therapy

人生を振り返り、自己の人生を再評価することで、自尊心を向上させる。

被介護者の対人関係の社会性促進，メンバー同士やスタッフとの交流や表情の変化，情動機能の回復や精神機能の安定などの被介護者の変化，また能力の再発見と認知症の理解など介護者に対する影響が報告されている。

古い生活道具を回想の手がかりとして実際に用いて作業する作業回想法。

是認療法
バリデーション
validation therapy

Naomi Feil, M.S.W., A.C.S.W.   1982

➤　混乱した行動や非現実的な言葉にも必ず理由があると考え、その背後にある意味を認め、受容と共感の対応を示す手法。

➤　認知症の人が騒いだり、徘徊したりすることにも「意味がある」として捉え、なぜ騒ぐのか、なぜ徘徊するのかを患者の歩んできた人生に照らして考えたり、一緒に行動したりするというもの。

バリデーション療法の具体的な手法

- センタリング（精神の統一、集中）
- 事実に基づいた言葉を使う
- リフレージング（本人の言うことを繰り返す）
- 極端な表現を使う（最悪、最善の状態を想像させる）
- 思い出話をする（レミニシング）
- 真心をこめたアイコンタクトを保つ
- はっきりとした低い、優しい声で話す
- ミラーリング（相手の動きや感情に合わせる）
- 好きな感覚を用いる
- タッチング（ふれる）
- 音楽を使う

認知症に対する運動療法

Patients with Alzheimer's disease have reduced activities in midlife compared with healthy control-group members
Friedland RP, et al
Proc Natl Acad Sci U S A. 2001

アルツハイマー病になる人は健常者に比べて中年期の余暇を利用した活動が低い。

また身体活動レベルの高い高齢者は低い高齢者に比して加齢に伴う認知機能低下の危険性が減少する。

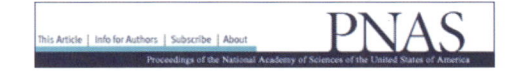

認知症に対する運動療法

Risk factors for Alzheimer's disease: a prospective analysis from the Canadian Study of Health and Aging.
Lindsay J　et al.
Am J Epidemiol. 2002

カナダの5年間にわたる縦断研究において、規則的な運動習慣を実行したグループにおいてアルツハイマー型認知症の発症が抑制された。

Exercise training increases size of hippocampus and improves memory

Erickson K et al. Proc Natl Acad Sci U S A.2011 Feb 15;108(7):3017-22

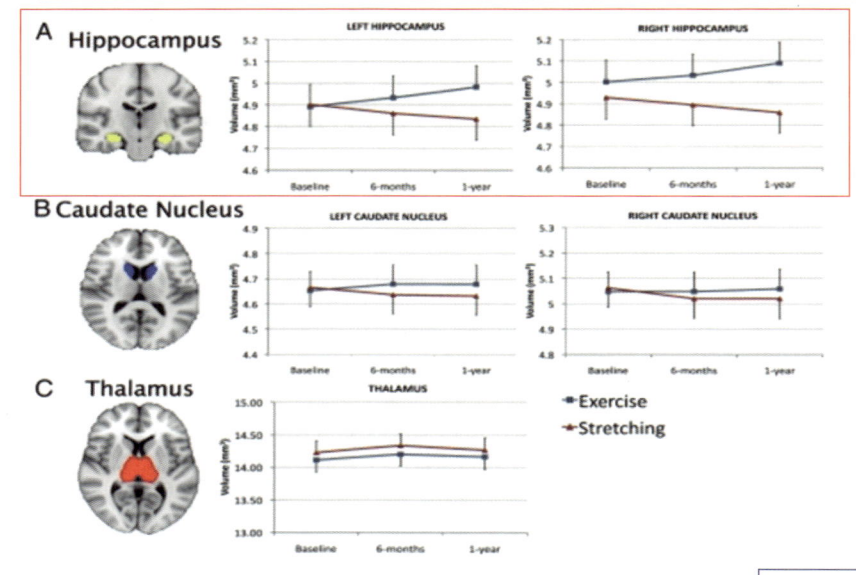

週3回の有酸素運動群ではストレッチのみの群に比べ左右海馬のvolumeが6か月、1年後に増大したが、尾状核、視床では有意な変化なし

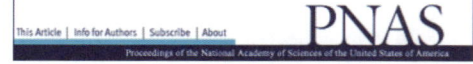

認知症に対する運動療法

A randomized controlled trial of multicomponent exercise in older adults with mild cognitive impairment

Suzuki T, Shimada H et al.
PLoS One. 2013

運動のみでなく認知課題を同時に実施する"コグニサイズ"を考案しMCI高齢者を対象としたRCTを行った結果、処理速度および言語能力の向上が認められた。

また健忘型MCI高齢者に限定した分析では、全般的認知機能低下の抑制、記憶力の向上、脳萎縮進行抑制効果が認められた。

認知症に対する運動療法

A 2 year multidomain intervention of diet,
exercise, cognitive training, and vascular risk
monitoring versus control to prevent cognitive
decline in at-risk elderly people (FINGER):
 a randomised controlled trial.

Ngandu T, et al.
Lancet　2015

運動と共に食事指導、認知トレーニング、血管リスクモニタリングといった複合的介入を実施し認知機能に関する効果を検証した報告。予防対策を2年間実施した結果、神経心理検査バッテリーの総合点変化に両群間で有意な差が認められ多面的介入の効果が示された。

脳活性化リハビリテーション5原則

- 快刺激で笑顔
  楽しいからやる気になる スタッフも笑顔で楽しむ
- 褒め合うとやる気
  褒められることは最大の報酬　褒めることも嬉しい
- コミュニケーション
  受容と共感の会話で安心感が生まれる
- 役割で生きがい
  他者に役立ち感謝されることが動機付けになる
- 成功体験
  失敗を未然に防ぐ支援で成功体験を重ねる

山口晴保（編著）：認知症の正しい理解と包括的医療・ケアのポイント第2版　東京，協同医書出版社，2010

MCIに対する経頭蓋反復磁気/直流電気刺激治療

Non-Invasive Brain Stimulation:
A New Strategy in Mild Cognitive Impairment?

Birba A et al.
Front Aging Neurosci. 2017

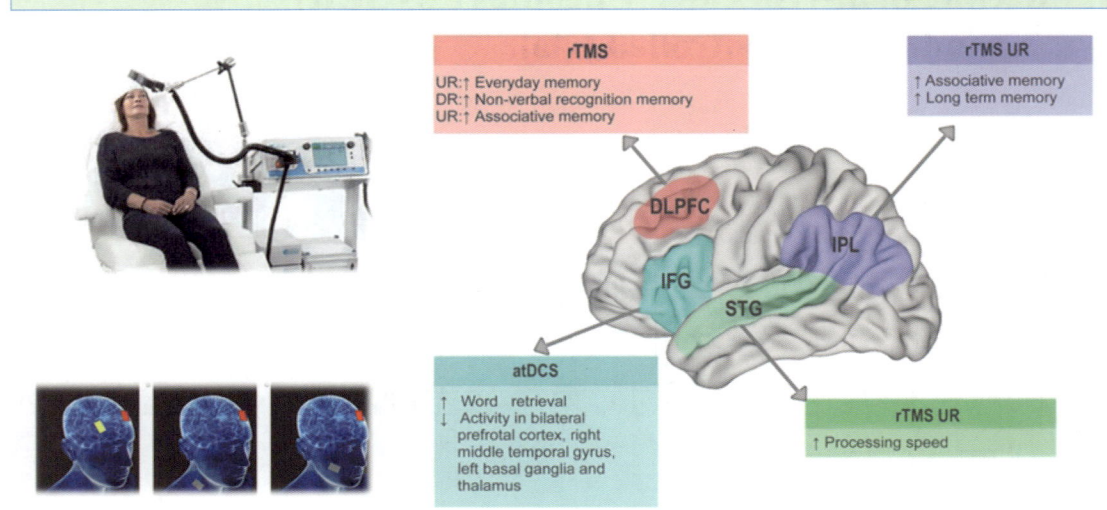

まとめ

> 治療介入をはじめるにあたり、個人と家族を含めた社会環境の両者を考慮し、両面からのアプローチを考える。

> 非薬物療法で可能なことをまず考え実践し、必要なら薬物治療を加え、両者の併用を行う。

> ケアスタッフも一緒に楽しむという姿勢で関わっていくことが重要である。

VII　治療 iNPH・CSDH

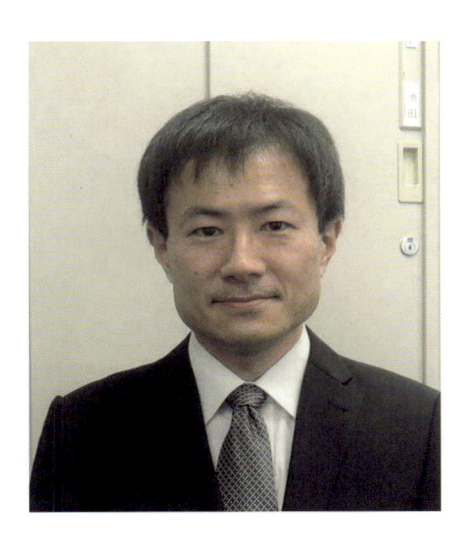

羽 柴　哲 夫

関西医科大学 脳神経外科

昭和 48 年 6 月 3 日生まれ

平成 10 年 3 月　大阪大学医学部医学科卒業

平成 10 年 5 月　医師国家試験合格（医籍 395340 号）

平成 15 年 4 月大阪大学医学部大学院入学

平成 19 年 3 月同終了（医学博士）

平成 10 年 6 月大阪大学医学部附属病院 研修医

平成 11 年 5 月大阪厚生年金病院 研修医

平成 12 年 6 月大阪府立中河内救命救急センター レジデント

平成 12 年 12 月関西労災病院 研修医

平成 14 年 11 月大阪大学医学部附属病院 シニア非常勤医

平成 19 年 4 月宝塚市立病院 医長

平成 21 年 1 月関西電力病院 副部長

平成 28 年 4 月関西医科大学 脳神経外科 助教

平成 29 年 10 月 関西医科大学　脳神経外科 講師

〈専門医〉

　日本脳神経外科学会専門医

　日本脳卒中学会専門医

　日本認知症学会専門医　指導医

　日本癌治療認定機構　癌治療認定医

　日本神経内視鏡学会技術認定医

「もの忘れ外来診療のためのエッセンシャル」講習会

治療　iNPH・CSDH

関西医科大学　脳神経外科
羽柴哲夫

2018年6月24日　第2回日本脳神経外科認知症学会学術総会
「もの忘れ外来診療のためのエッセンシャル」講習会

はじめに

　認知症を扱う脳神経外科医師は手術で改善しうる**surgically treatable dementia**について、特によく理解しておく必要がある

本講演では、代表的なsurgically treatable dementiaである

・**特発性正常圧水頭症(iNPH)**

・**慢性硬膜下血腫(CSDH)**

の診断・治療・問題点について解説する

Treatable dementia

（広義の）認知症
（認知障害をきたし得る疾患群）

| （狭義の）認知症疾患 | Treatable dementia |

（狭義の）認知症疾患

・アルツハイマー病(AD)

・レビー小体型認知症(DLB)

・進行性核上性麻痺(PSP)

・脳血管性認知症(VaD)

・前頭側頭型認知症(FTD)
などなど

Treatable dementia

・うつ病

・代謝異常 ： 低血糖・肝不全・腎不全・水/電解質異常・
　　　　　　　ビタミン欠乏症・甲状腺機能低下症

・中毒性疾患： 鉛・水銀などの金属類・有機溶剤などの
　　　　　　　化学物質・アルコール中毒

・薬物中毒 ： 抗うつ剤・抗パ剤・向精神薬・抗不安薬・
　　　　　　　睡眠薬

・**surgically treatable dementia**

Surgically Treatable dementia

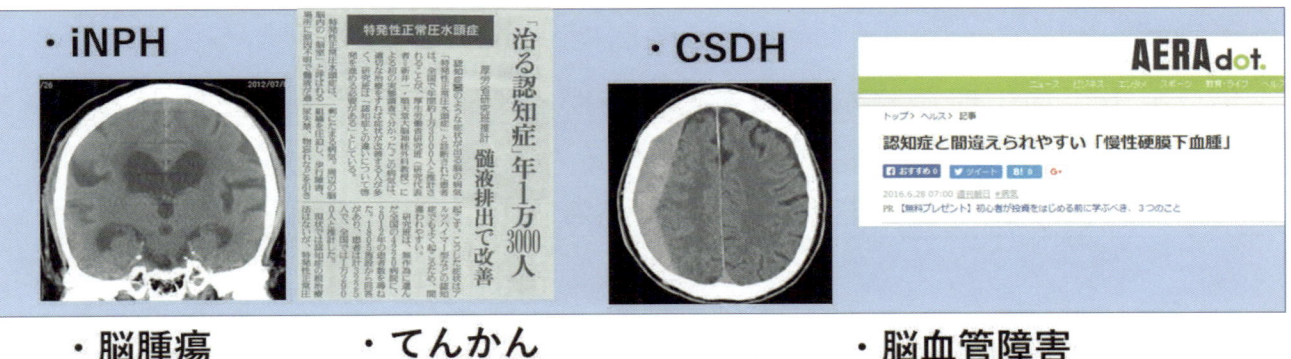

・iNPH　　　　　　　　　　　・CSDH

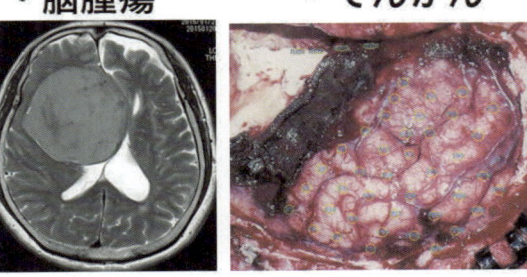

・脳腫瘍　　　・てんかん

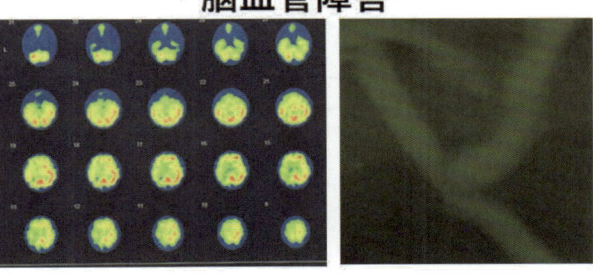

・脳血管障害

i-NPH

- 病態・概念・歴史
- 臨床症状・鑑別疾患
- 術前診断とガイドライン
- **治療と周術期管理・合併症**
- 長期成績と問題点

iNPH: 病態と概念

（特発性正常圧水頭症診療ガイドライン　第2版　冒頭）

クモ膜下出血、髄膜炎などの先行疾患がなく、歩行障害を主体として
　　　　　　　　　　前提条件

認知障害、排尿障害をきたす、脳脊髄液吸収障害に起因した病態であ
　　臨床症状　　　　　　　　　　　　　　病態

る。高齢者に多くみられ、緩徐に進行する。適切なシャント術によっ
　　　疫学・自然経過　　　　　　　　　　治療手段

て症状の改善を得る可能性がある症候群である。
　　　　　　　　　　　　　単一疾患ではない

iNPHの**3**徴候　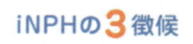歩行障害　認知症　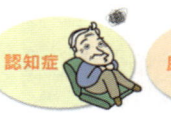尿失禁　 高齢者の水頭症 **iNPH.jp** より

iNPH: 歴史と現在

1965　Hakim and Adams によるNPHの概念の提唱

- 過剰診断による手術無効例の増加
- s-NPHとの曖昧な区別
- 適切な診断基準の欠如

→ i-NPH診療の暗黒時代

2004　石川らを中心に第1版診療ガイドラインの作成

i-NPH診療のbreak through

2011　森らを中心に第2版診療ガイドラインへの改訂

治療件数

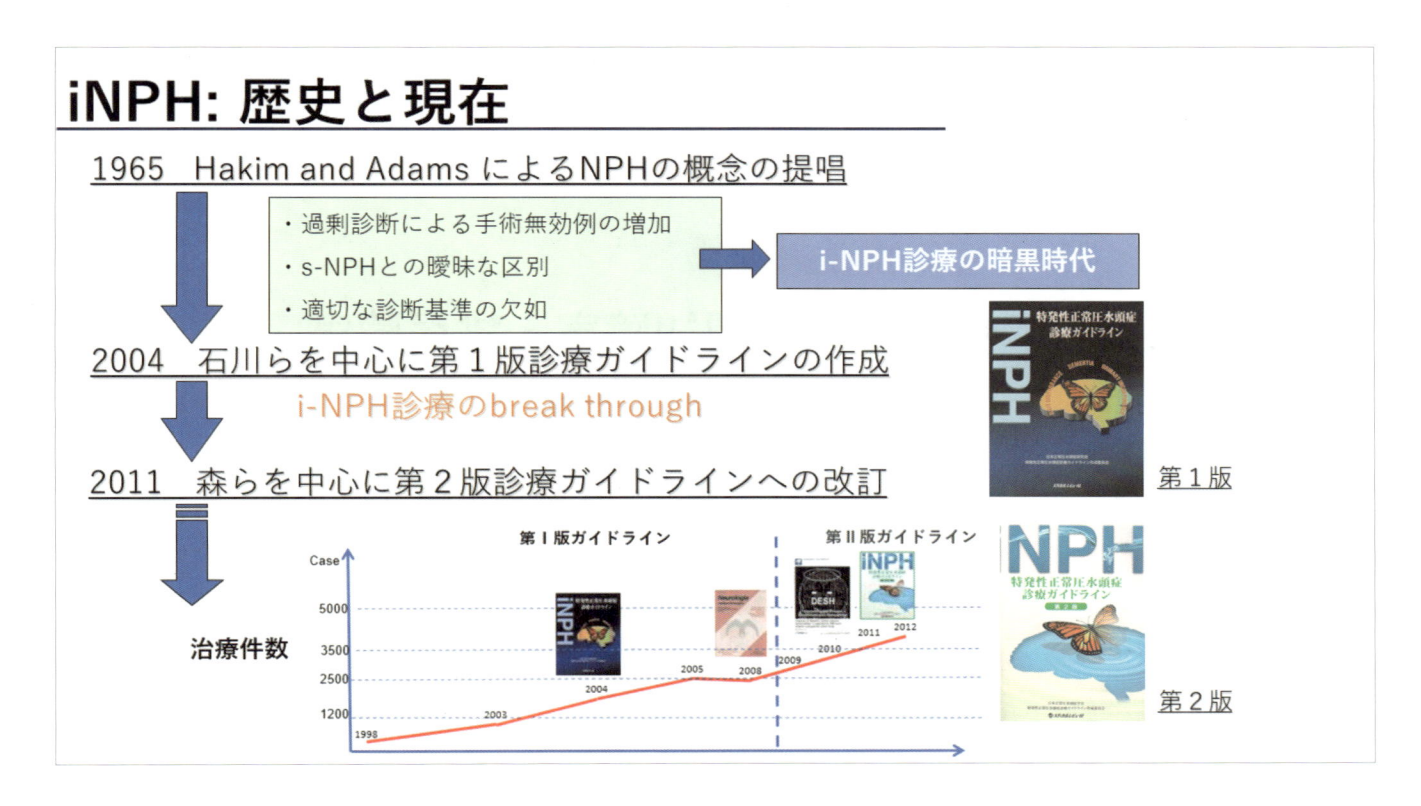

第1版

第2版

iNPH: 最近の髄液循環の概念と成因

Bulk Flow 説　脳脊髄液の脈絡叢で産生され、一定方向に向かって「川の流れのように」流れ、頭頂部の上矢状静脈洞に存在するクモ膜顆粒で吸収される

New theory　髄液はクモ膜顆粒以外にも様々な吸収経路の存在が示唆されており、動脈硬化などの因子も髄液循環に影響している可能性があるとされている

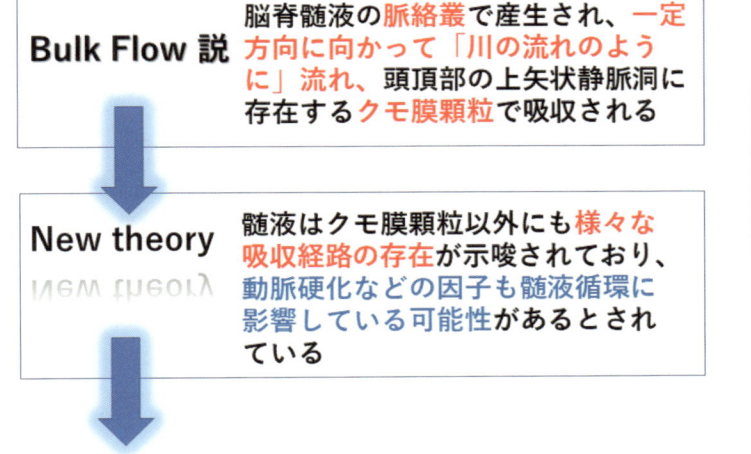

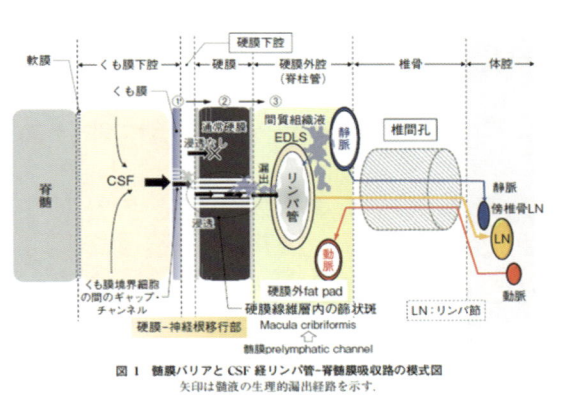

図1　髄膜バリアとCSF 経リンパ管-脊髄膜吸収路の模式図
矢印は髄液の生理的漏出経路を示す.

Miura 2015

iNPHの成因は明確には不明だが、髄液循環に関する新しい概念・知見により、明らかになる可能性がある

iNPH: 臨床症状

三徴候：歩行障害・認知障害・排尿障害
が、緩徐に進行する

（+意欲低下・ふらつき・転倒を伴う）

＊必ずしも緩徐進行性ではないこともある

---

iNPH: 認知機能障害

　軽症の患者でも**精神運動速度が低下**し、**注意機能、作動記憶（ワーキングメモリー）**が障害される。
中略

　i-NPHで障害されやすい機能は**前頭葉と密接に関連**する機能である。
中略

　アルツハイマー病患者との比較では、i-NPH患者では見当識障害と記憶障害は軽いが、**注意障害、精神運動速度の低下、語想起能力の障害、遂行機能障害、あるいは全般的な前頭葉機能関連障害**が重い。

（特発性正常圧水頭症診療ガイドライン　第2版）

受診時にみられる訴え
- ✓「多趣味な人だったのに、しなくなった」
- ✓「きっちりしていたのに、いい加減になった」
- ✓「なんでも面倒くさがるようになった」
- ✓「家で寝てばっかりいる」
- ✓「待ち合わせ場所を忘れる」
- ✓「難しいことが出来なくなった」

iNPH: 認知機能障害（MoCAを用いた評価　自験例）

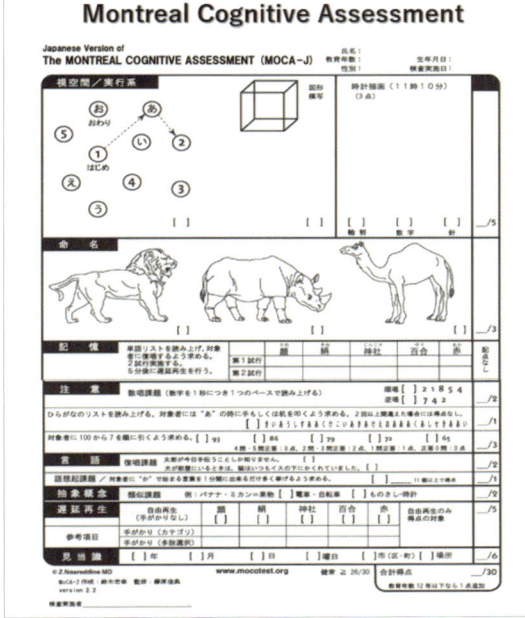

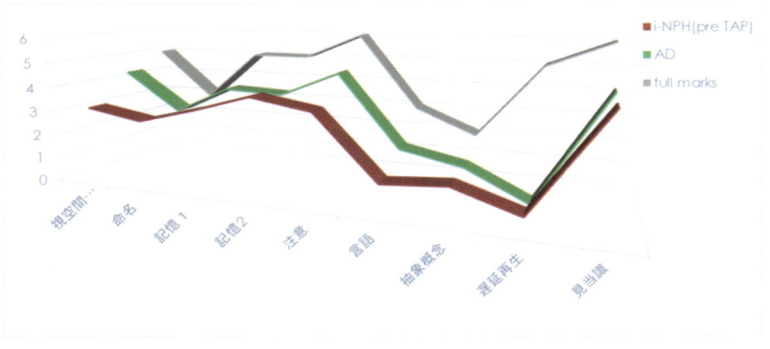

軽症AD群と比べると、iNPH群では
遅延再生障害は軽いが、
視空間・実行/注意機能/言語(語想起)の障害が目立つ

記憶メインというより前頭葉を中心とした障害

iNPH: 鑑別を要する疾患

- ・パーキンソニズムを伴う認知症
  レビー小体型認知症(DLB)
  進行性核上性麻痺(PSP)

- ・脳血管障害(多発性脳梗塞)
  脳血管性パーキンソニズム＋血管性認知症(VaD)

- ・認知機能障害を伴う運動器疾患
  脊椎・膝関節疾患などにAD etc.の併存

- ・精神疾患(薬剤性パーキンソニズム・うつ)
  薬剤の影響は常に考慮

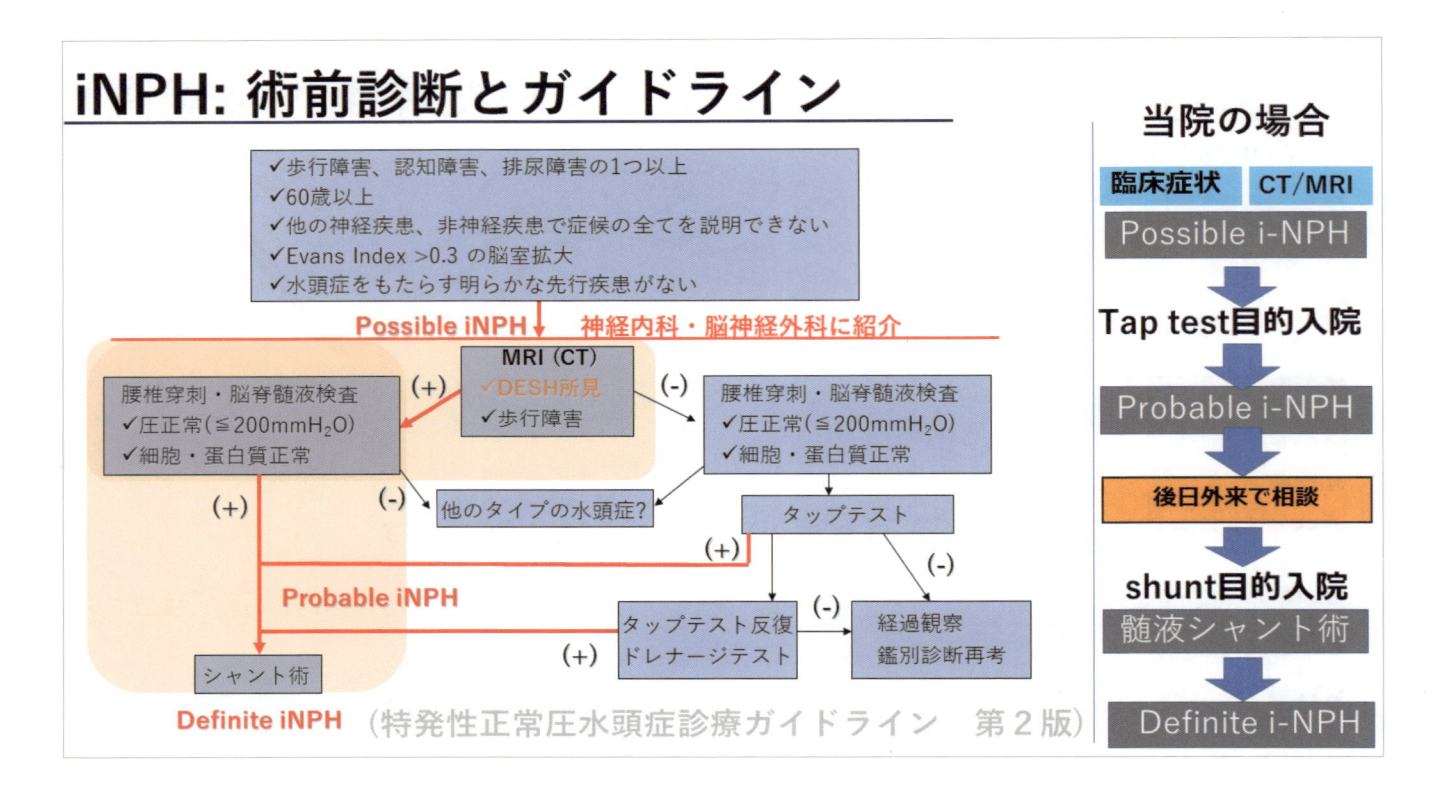

iNPH: 術前診断とガイドライン

✓歩行障害、認知障害、排尿障害の1つ以上
✓60歳以上
✓他の神経疾患、非神経疾患で症候の全てを説明できない
✓Evans Index >0.3 の脳室拡大
✓水頭症をもたらす明らかな先行疾患がない

Possible iNPH　神経内科・脳神経外科に紹介

MRI (CT)
✓DESH所見
✓歩行障害

腰椎穿刺・脳脊髄液検査
✓圧正常(≦200mmH₂O)
✓細胞・蛋白質正常

腰椎穿刺・脳脊髄液検査
✓圧正常(≦200mmH₂O)
✓細胞・蛋白質正常

他のタイプの水頭症?

タップテスト

Probable iNPH

タップテスト反復
ドレナージテスト

経過観察
鑑別診断再考

シャント術

Definite iNPH　(特発性正常圧水頭症診療ガイドライン　第2版)

当院の場合

臨床症状　CT/MRI
Possible i-NPH
Tap test目的入院
Probable i-NPH
後日外来で相談
shunt目的入院
髄液シャント術
Definite i-NPH

---

iNPH: CSF tap test

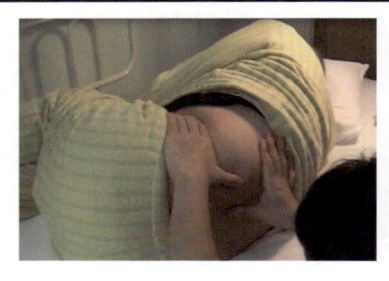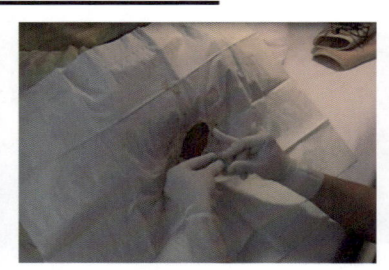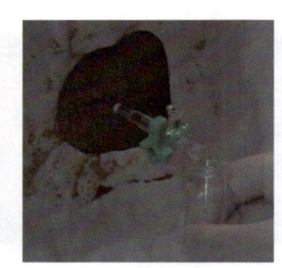

・i-NPHの診断と術式決定のため

CSFの性状評価・圧測定・クイッケンシュタットテストは必要

・機能改善の確認のため

医療者・患者双方で手術前に変化を実感出来るほうが望ましい

実際は殆どの施設でTAP TESTが施行されている

iNPH: tap test前後の変化

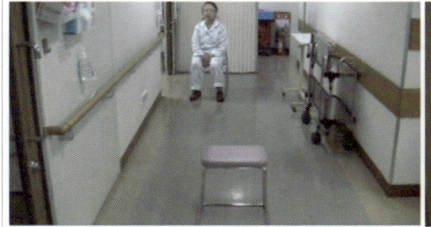

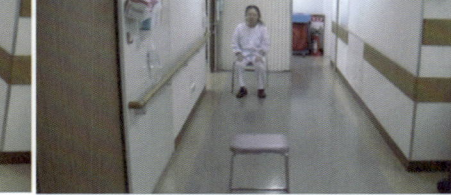

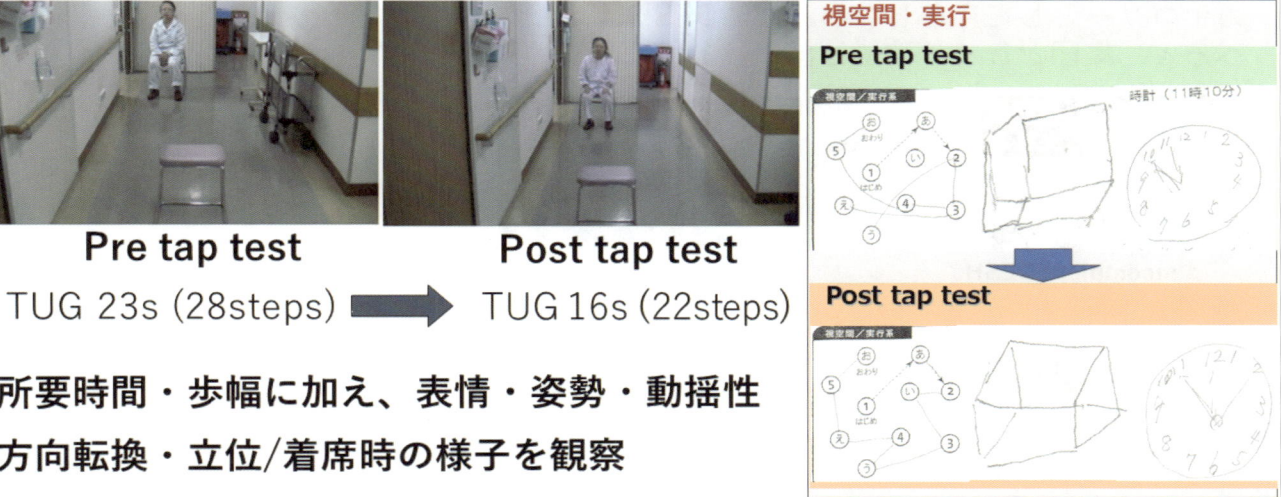

Pre tap test　　　　**Post tap test**

TUG 23s (28steps) ➡ TUG 16s (22steps)

所要時間・歩幅に加え、表情・姿勢・動揺性
方向転換・立位/着席時の様子を観察

iNPH: DESH

DESH *(Disproportionately Enlarged Subarachnoid-space Hydrocephalus)*

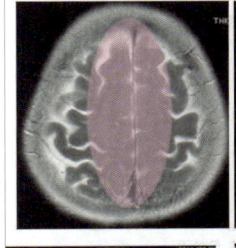
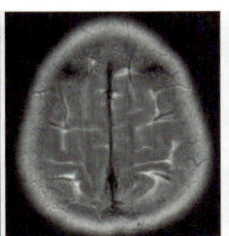
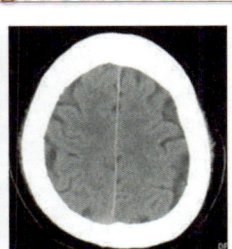

① 脳室拡大

② **高位円蓋部**および
正中部の**脳溝・クモ膜下
腔の狭小化**

③ シルビウス裂の拡大

④ 局所的な脳溝の拡大
（約30%）

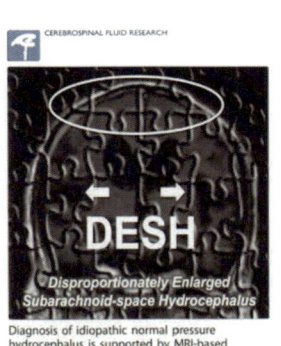

Hashimoto 2010

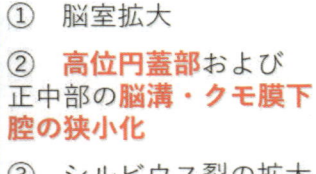

✓tap test陽性は89%

✓術後1年後のmRS改善は69%

✓Shunt手術による症状改善は80%

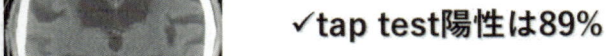

DESH：i-NPHにおける画像的特徴として徐々に認知される

iNPH: non DESH typeはあるのか？

現行ガイドラインでは、non-DESH typeのiNPHも、カテゴリーとして存在しているが、DESH(+)に比べると、集団としての地位は低い

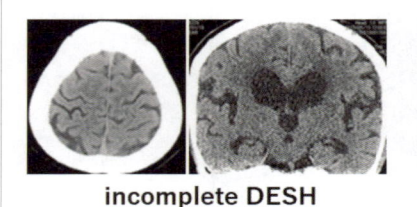

incomplete DESH

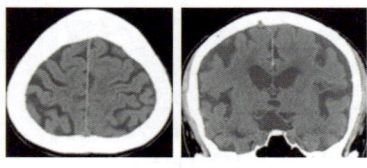

Non-DESH

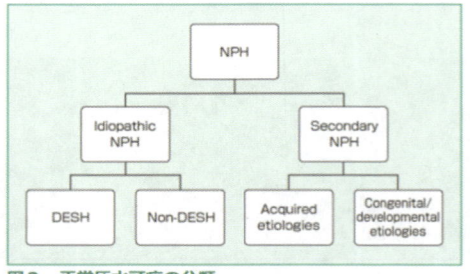

図3．正常圧水頭症の分類
NPH : normal pressure hydrocephalus, DESH : disproportionately enlarged subarachnoid-space hydrocephalus

（特発性正常圧水頭症診療ガイドライン　第2版）

DESH ＋ **α** ➡ Incomplete/non-DESH ？

↑ 萎縮？　その他の変性？

Non-DESH, incomplete DESHをどう解釈し、扱うかは今後の課題

iNPH: 治療適応と治療

Possible iNPH（iNPHかもしれない）

DESH(+), tap test陽性

Probable iNPH（恐らくiNPHだろう）

と診断されれば治療適応

・髄液シャント術　VPS　LPS　（VAS）

・その他のシャント(腰椎-硬膜外,脳室-静脈洞etc.)
・第3脳室底開窓術(ETV)
・repeated tap
・薬物療法(-)
・リハビリ単独　　　　　　　は十分な根拠がない

iNPH: 治療タイミング

■ Articles

Kazui et. al. Lancet Neurol. 2015

Lumboperitoneal shunt surgery for idiopathic normal pressure
hydrocephalus (SINPHONI-2): an open-label randomised trial

Dr Hiroaki Kazui, MD✉, Masakazu Miyajima, MD, Etsuro Mori, MD, Masatsune Ishikawa, MD for the SINPHONI-2
Investigators†

† Investigators are listed at the end of the paper

THE LANCET
Neurology

Published: 28 April 2015

	早期群 (n＝45)		待機群 (n＝38)		差(95%CI)	p 値
	患者 (例)	平均値 (SD)	患者 (例)	平均値 (SD)		
mRS	45	−0.8(1.1)	38	−0.6(0.7)	0.2(−0.2 to 0.6)	0.337
iNPHGS 合計	45	−1.9(2.6)	38	−1.6(1.7)	0.3(−0.6 to 1.3)	0.483
iNPHGS 歩行	45	−0.8(1.0)	38	−0.6(0.9)	0.2(−0.2 to 0.6)	0.348
iNPHGS 認知	45	−0.6(1.0)	38	−0.4(0.7)	0.2(−0.2 to 0.6)	0.340
iNPHGS 排尿	45	−0.7(1.1)	38	−0.6(0.9)	0.1(−0.3 to 0.5)	0.716
TUG	37	−13.5(41.3)	35	−9.0(20.0)	−4.5(−10.8 to 4.5)	0.416
WT	34	−4.1(12.8)	33	−5.0(11.4)	−1.7(−5.4 to 2.0)	0.373
MMSE	40	2.6(5.8)	36	1.2(2.8)	−1.8(−3.8 to 0.2)	0.071
FAB	39	0.7(3.5)	35	1.2(3.1)	0.5(−0.9 to 2.0)	0.459
TMT-A	33	−33.6(85.8)	28	−20.0(152.9)	13.5(−34.2 to 61.3)	0.572
WAIS-III	33	2.6(6.9)	30	1.7(4.7)	−0.8(−3.8 to 2.2)	0.593
LTCISJ	32	−1.1(1.8)	29	−0.7(1.0)	0.3(−0.4 to 1.0)	0.459
ZBI 合計	32	−5.3(14.2)	26	−5.7(14.8)	1.8(−5.4 to 9.0)	0.621

mRS＝修正 Rankin 尺度。iNPHGS＝特発性正常圧水頭症重症度分類。TUG＝3 mTUG。WT
＝3 分間歩行テスト。MMSE＝Mini-Mental State Examination。FAB＝前頭葉機能評価
バッテリー。TMT-A＝Trail Making Test-A。WAIS-III＝Wechsler 成人知能検査 III の記号探し。
LTCISJ＝日本の介護保険制度における日常生活自立度。ZBI＝Zarit 介護負担尺度。*共分散
分析:ベースライン値で補正した早期群と待機群の比較。

表 3:手術後 12 ヵ月の臨床スコアの変化(Per-protocol 解析対象集団)

i-NPHについての初の前向きRCT

- **・手術治療群 VS 保存的加療群**
  （ランダム化後3か月で）
  手術治療群で有意にmRS改善

- **・早期治療群 VS 待機治療群(3か月)**
  （12カ月後の）治療成績は有意差なし

  但し早期治療群で若干良い傾向

iNPH: 髄液シャント術と圧可変式バルブ

髄液シャント術では、

シャントシステム設置後に、体外から圧設定を自由に何度でも
変更できる圧可変式バルブを使用するのが推奨される。

iNPHでは脳のコンプライアンスが低くなっており、圧変更を
要することが多く、複数回の変更を要することも多い。
（特発性正常圧水頭症診療ガイドライン　第2版　）

デバイスの種類	推奨
(A)圧可変式バルブ	B
(B)固定式差圧バルブ	C1
(C)重力可変式バルブ	C1
(D)自動可変式バルブ	C1
(E)抗サイフォン効果	C1

現在使用可能な
代表的な圧可変式
バルブ

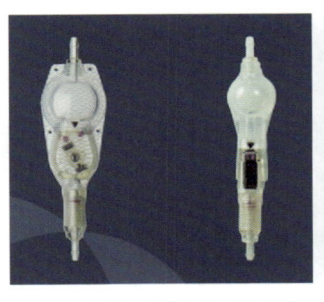
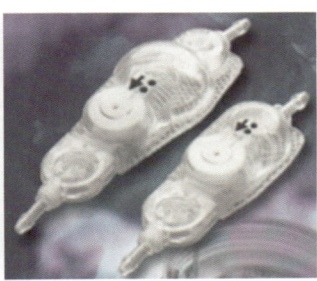
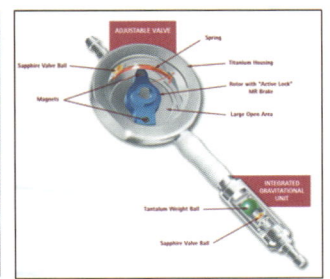

iNPH: アンチサイフォンデバイス(ASD)

圧可変式バルブ単独では，座位や立位で脳脊髄液過剰排出による頭蓋内圧低下症状を呈することがある。
(サイフォン効果)

このサイフォン効果発生を防止する目的で考案されたのが，**アンチサイフォンデバイス(ASD)** である。バルブと一体となったものと，バルブと組み合わせて用いる単独の装置がある。

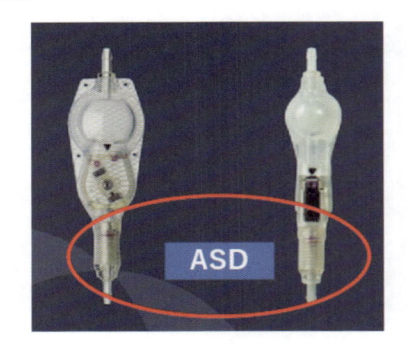

ASD併用で、硬膜下水腫発生の頻度は３％に抑えられる一方，構造上の故障は６％でみられたとの報告がある。

iNPH症例において初回からASD付きを使用するかどうかは術者の裁量によるところが大きい。

(特発性正常圧水頭症診療ガイドライン　第２版　)

iNPH: VPS 脳室-腹腔シャント術

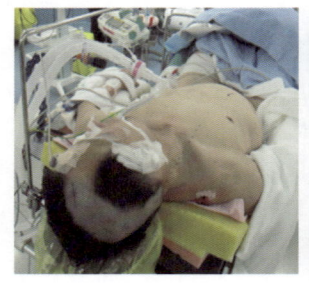 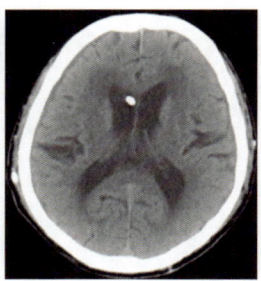 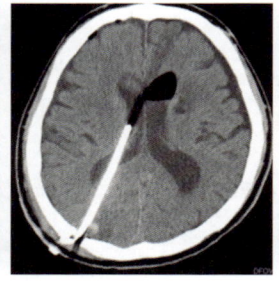 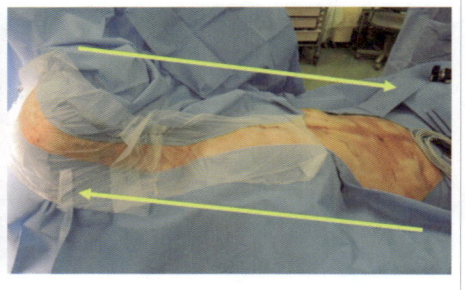

・通常、**右側** が選択される

・脳室穿刺部位は**側脳室前角・後角**があり、術者の裁量による

・開腹は、**傍正中**と**剣状突起下正中**が用いられるが、術者の裁量による

・皮下トンネル作成も、**腹側→頭側**、**頭側→腹側**の選択がある

・個人で統一して**ルーティン化しておくことが重要**と思われる

iNPH: LPS 腰椎-腹腔シャント術

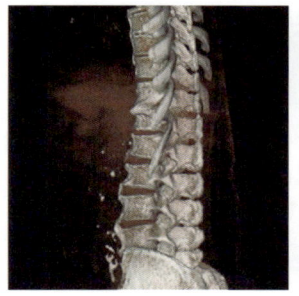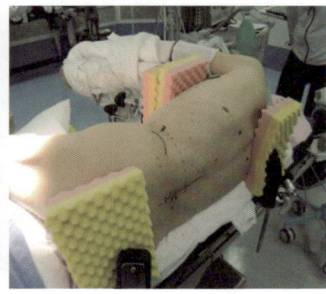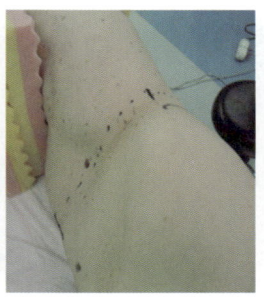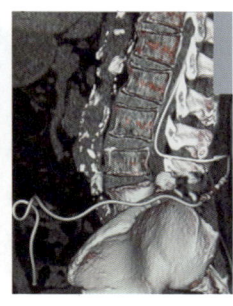

・腰椎の状態は**3D-CT**などで必ず確認しておく

・進入椎間は**L2/3、L1/2レベルが推奨**されている

・腹部は**下腹部傍正中を開腹**することが多い

・側臥位のまま開腹する施設もあるが、**仰臥位に戻す方が無難**

・皮下を過剰に剥離すると、**バルブ反転**のリスクがある

iNPH:腹部操作・皮下トンネル作成

・開腹にあたっては、**開腹歴、既往歴を十分確認し、腹部CTをチェック**しておくことが望ましい

・広範に腹壁の癒着が疑われる場合は、**外科の支援を仰ぐか、術式の再検討**が必要である

・パッサーで皮下トンネルを作成するときは、先端が常に皮下に留まっていることを確認して進める。
（腹腔や胸腔への迷入は重大な合併症に繋がる）

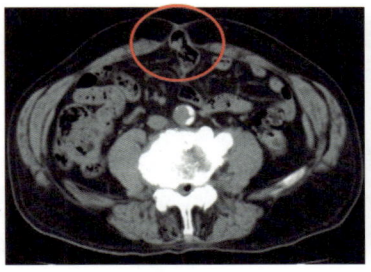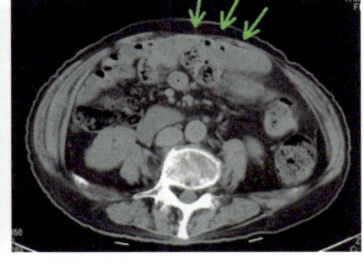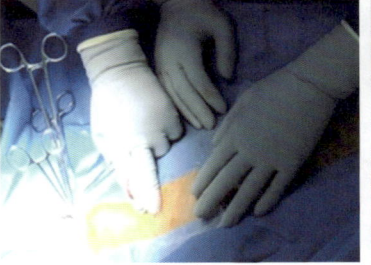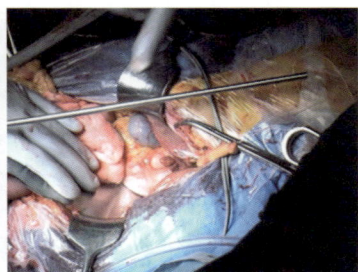

iNPH: VAS 脳室-心房シャント術

・VPS, LPS, VASを直接的に比較した試験はない。

・いずれの方法においてもなんらかの改善が得られる率は約50〜90％と報告されており手術法による効果の違いは少ないと思われる（推奨グレードB）。

・VASには、特有の合併症(**敗血症，心内膜炎，遠位チューブ由来の細菌性塞栓，心臓壁穿孔，心タンポナーデ，胸水貯留，腎障害，肺塞栓症，肺高血圧症**など)の報告がある。これらの中には，まれであるが致死的なものもある。 （特発性正常圧水頭症診療ガイドライン　第2版　）

・**腹水貯留、腹壁癒着**など、腹腔が使用できない症例もあり、その場合には**VASは唯一の選択肢**である。

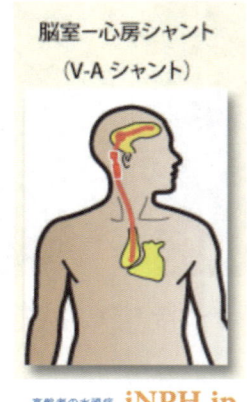

脳室ー心房シャント
（V-A シャント）

高齢者の水頭症 **iNPH.jp** より

iNPH: 周術期の圧調整

圧可変式バルブを用いた場合、どの様に初期圧を設定するか？

VPS

性別・身長・体重を元に作成された**三宅式QRT**を用いて初期圧設定するのが一般的である

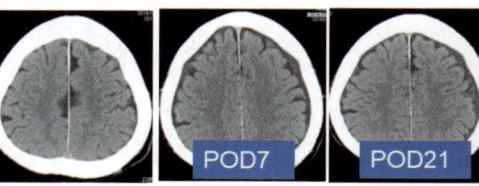

表2．シャントバルブ初期圧設定早見表

Miyake H. Neuro Med Chir (Tokyo) 2008 （文献26）より引用)

LPS

一方で、LPSでは腰椎穿刺部の脇漏れなどの不確かな要素もあり、**周術期にover drainageが発生しやすい**。そのため、LPSでは初期圧は**高圧で開始する傾向**がある

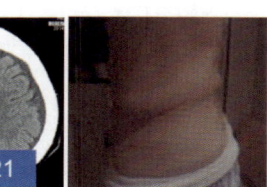

POD7　POD21

iNPH: 手術合併症

	VPS	LPS	共通の合併症
周術期	・脳出血*1 ・脳挫傷 ・てんかん	・硬膜下水腫*2 ・神経根症状	・シャント感染 ・腹部臓器障害*3 ・硬膜下血腫
遅発性	・シャント露出(褥瘡)*4 ・てんかん	・シャント断裂 ・シャント逸脱	・シャント不全 ・シャント感染

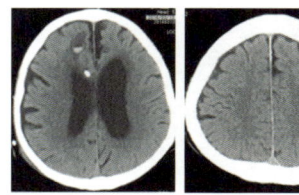 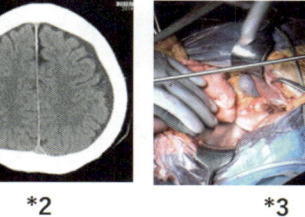 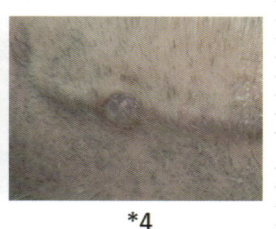

*1　　*2　　*3　　*4

TABLE 5. Adverse events

Parameter	SINPHONI-2	SINPHONI*
Total no. of patients	87	100
SAEs		
No. of patients	19 (22%)	15 (15)
Total no. of events	21	17
Subdural hematoma requiring surgery	3 (3.4%)	1 (1%)
Shunt tube migration requiring revision	5 (5.7%)	
Shunt tube rupture requiring revision	1 (1.1%)	
Shunt tube obstruction		1 (1%)
Bowel perforation		1 (1%)
Meningitis	1 (1.1%)	
Pneumonia		3 (3%)
Malignancy		2 (2%)
Head injury		1 (1%)
Cerebral infarction	6 (6.9%)	3 (3%)
Myocardial infarction		1 (1%)
Femoral fracture	2 (2.3%)	2 (2%)
Lumbar vertebral compression fracture	1 (1.1%)	
Death	2 (2.3%)	2 (2%)
Non-SAE		
No. of patients	24 (27.6%)	20 (20%)
Total no. of events	29	21
Postural headache	21 (24.1%)	8 (8%)
Asymptomatic subdural effusion	5 (5.7%)	8 (8%)
Subdural hematoma conservative	2 (2.3%)	5 (5%)
Bronchial asthma	1 (1.1%)	

* SINPHONI data (i.e., historical control) extracted from Hashimoto et al.⁸

SINPHONI 1（VPS）とSINPHONI 2（LPS）の比較を行った検討では、VPSとLPSで合併症発生率に有意な差はなく、同等とされている。

Miyajima et. al　J neurosurg 125:1483–1492, 2016

iNPH: 術後改善に関係する因子(自験例)

改善群と非改善群での検討(2011-2015)

		改善40例	非改善5例	
DESH	complete	32	0	*P<0.05*
	imcomplete	8	5	*
年齢(平均)		76.5歳	78.8歳	*N.S.* **
tap test陽性		36/40	5/5	*N.S.* *
LPS / VPS		21/19	4/1	*N.S.* *
併存症(+)		21/40	4/5	*N.S.* *
m-RS(平均 / 中央値)		2.6 / 3	2.4 / 2	*N.S.* **
iNPHGS(平均 / 中央値)		7.1/ 7	6.2 / 6	*N.S.* *

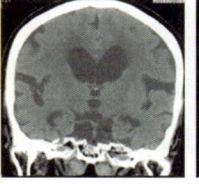 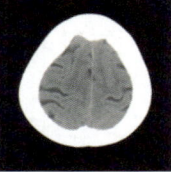

DESH

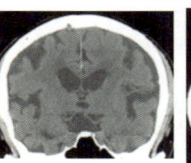 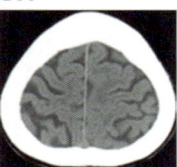

Non-DESH

*Chi-square test　　** Mann-Whitney's U test*

DESHの有無は手術後改善の有無に関係

iNPH: 長期成績に関係する因子（自験例）

良好　19例 Good 19例　**VS**　**不良15例** Fair 6例+Poor 9例

観察期間: 12~63か月　（平均33.4か月）

		良好19例	不良15例	
DESH	complete	17	10	N.S. *
	incomplete	2	5	
年齢(平均)		75.5	76.9	N.S. **
shunt		LPS 8, VPS 11	LPS 9, VPS 6	N.S. *
併存症(+)		5/19 (26%)	12/15 (80%)	P<0.05 *
術前m-RS(平均)		2.63	2.53	N.S. **
術前iNPHGS(平均)		7	6.73	N.S. **
フォロー期間(平均)		35.4ヶ月	33.2ヶ月	N.S. **
フォロー中		13/19 (68%)	5/15 (33%)	P<0.05 *

*Chi-square test　** Mann-Whitney's U test

不良例では、有意に併存症(+)でフォローが出来ていない

iNPHの治療: まとめと今後の課題

・特徴的な臨床経過を示すDESH(+)の高齢者では、iNPHの可能性を疑い、tap testも行って術前診断を行う。Non-DESHタイプは慎重に取り扱う方が良い。

・治療は主にVPシャント、LPシャントが採用されている。それぞれの術式に特徴的な合併症があり、確実な操作が必要である。現在のところ両術式の優劣は無いとされているが、今後の検証が必要である。

・併存症を有するiNPHの長期治療成績は良好とは言えず、治療適応についての議論が必要である。

CSDH

- 病態と概念
- 臨床症状
- 画像
- 治療適応と再発時の治療オプション
- 内服治療

CSDH: 病態と概念

軽微な外傷を契機(誘因が不明なことも多い)

硬膜下腔に**炎症性被膜**が形成

被膜内に**液状化した血液が緩徐に貯留**

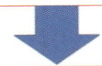

硬膜下腔を占拠することで、脳を圧迫し症状を呈する

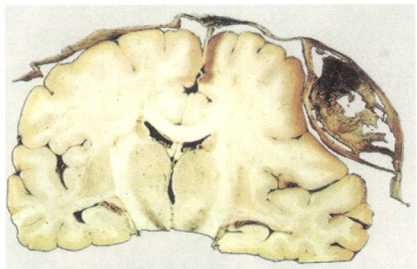

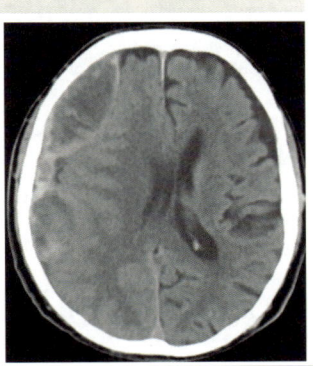

CSDH: 臨床症状

頭蓋内圧亢進症状	認知症状
変動する意識障害	運動障害(歩行障害・片麻痺)

典型例では、**頭痛、精神活動の遅鈍、記憶障害**が、軽微な外傷後数週経って起こってくる。**片麻痺、失語、尿失禁**などもみられる.

1)高齢者に
2)突然発症ではなく緩徐に進行し
3)認知機能障害を中心とすることもあるため

臨床症状からは，**早発性認知症などとの鑑別は難しい**が，最近では早期に画像診断される傾向があり、診断が遅れることはほとんどなくなっている

CSDH:認知機能障害

・CSDHが認知機能障害を来すことは経験的に理解しているが、緊急手術で対応される事も多く、詳細に認知機能を評価した報告は少ない

・血腫が少なく一般神経症状に乏しい症例でも、術後に認知機能が改善することが示されている

・SPECTを用いた検討では、対側大脳半球、両側基底核、小脳などの血流低下を指摘される症例もあり、**症状が軽度であっても、脳循環障害は脳全体に及んでいる可能性が指摘されている**
(Ikeda et al. Surg Neurol 1990)

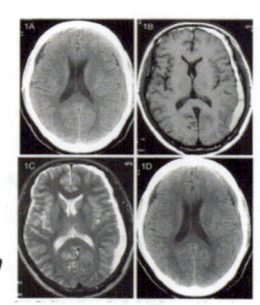

Dementia Japan 24: 479-484, 2010

症例報告

認知症症状で診断された慢性硬膜下血腫の
外科治療効果

鈴木 祥生、中原 邦晶、宇津木 聡、倉田 彰、
山田 勝、藤井 清孝

Suzuki et al. Dementia Japan 2010

Table.　Sumary of WAIS-R date

	case1		case2		case3		case4	
	pre ope	post ope	pre ope	post ope	pre ope	post ope	pre ope	post ope
VIQ	68	83	111	112	82	106	95	96
PIQ	56	77	103	123	72	87	97	103
IQ	61	80	109	119	75	97	95	99
VIQ-PIQ	7	3	2	7	7	9	0	3
VIQ (post-pre)	15		1		24		1	
PIQ (post-pre)	21		20		15		6	
IQ (post-pre)	19		10		22		4	

CSDH: 画像

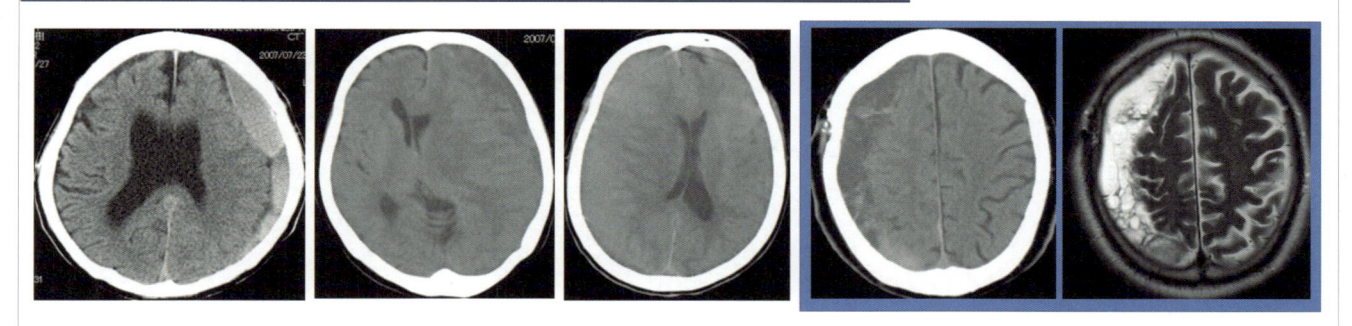

・CTでは、**硬膜下腔に三ヶ月状、両凸、凸凹形の等・低あるいは高吸収域**を認める

・高吸収域を示すもの、低吸収域をしめすもの、混在するものがある

・**両側性**で等吸収域を示すものは正中偏移に乏しく**診断に注意**が必要

・隔壁構造の評価などは、MRI の方が優れている

CSDH: 治療適応

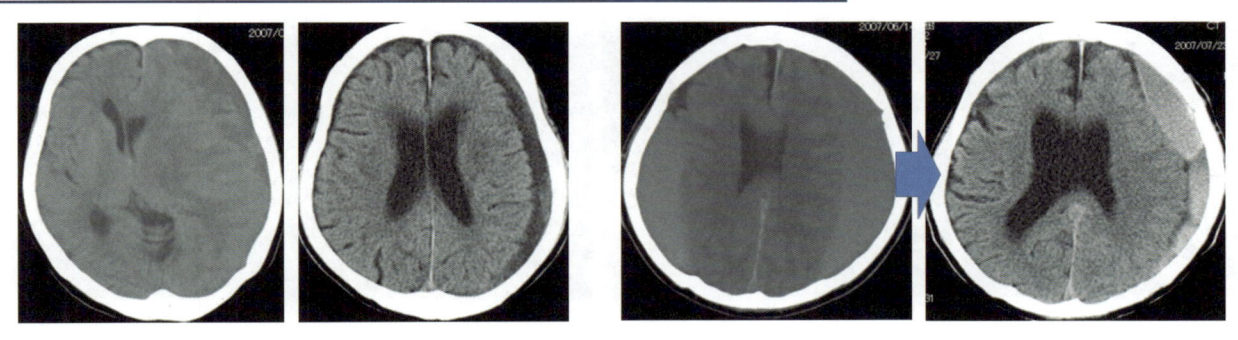

・症候性の血腫、占拠性効果が大きい血腫は通常治療対象である

・真の自然経過が不明なため、どの程度自然改善するのかは不明であるが、無症候性で占拠性効果が乏しい場合は、経過観察することが多い

・術後の再発の場合は、早期にフォローすることになり、治療タイミングが難しい場合がある

CSDH: 治療手段

外科治療

・穿頭血腫ドレナージ術と様々なオプション
・twist drillによるドレナージ術

（主に再発時の）外科治療
・内視鏡併用穿頭ドレナージ術
・中硬膜動脈塞栓術
・開頭血腫被膜除去術

内科治療
・漢方薬を用いた治療

CSDH: 穿頭血腫ドレナージ術

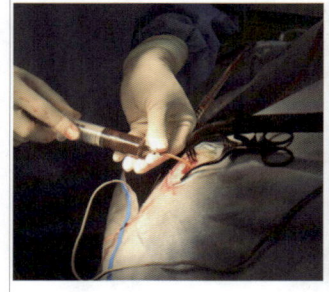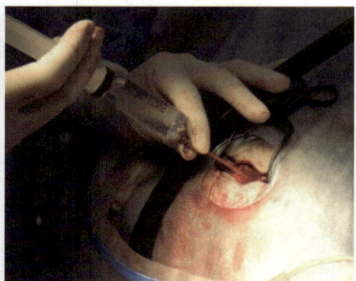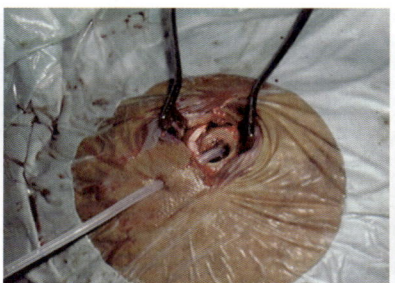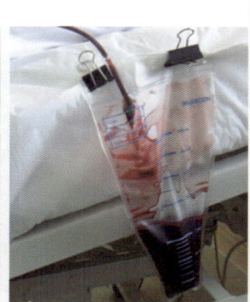

・外科治療の場合、最初に選択されることが多い術式
・通常は局所麻酔下で行うが、体動が激しい場合もあり、軽度の鎮静を要することがある
・通常1か所（または2か所）穿頭を行う。血腫の存在部位により穿頭部を決定するが、前頭部に設定するのが一般的である
・**再発は8〜20%程度**にみられる

CSDH:穿頭術における幾つかのオプション

・血腫腔の洗浄は？　洗浄群(88例)と非洗浄群(63例)では、再出血や再発、合併症発生率に有意差はなかった。
洗浄群では、airの貯留体積がより大きい傾向にあった
(QP Wang. Asian J Neurosurg. 2017)

・ドレーン留置は？　ドレーンを留置した方が、長期成績は良い。禁忌事項がなければ原則留置すべきである
(Mathew RG. Acta Neurochir 2017)

術中のドレーン留置の失敗は、独立した再発・予後不良因子であった
(Brennan PM. J Neurosurg. 2017)

・ドレーンの方向は？　血腫腔前方に挿入した方が、再発率が低い
(Nakaguchi 2000, Shimoi 2002)

血腫腔が十分あり挿入リスクが低ければ、ドレーンを前方に留置して、空気を除く努力をすべきである

CSDH: twist drill(TDC)について

・ベッドサイドで施行可能

・40例のRCTでは、有意差はないものの、穿頭術(BHC)に比べ、再発率はやや高い傾向
(Goyal RK Asian J Neurosurg. 2018)

・80例の前向き比較検討ではBHCとTDCで再発率などに有意差はなかった
(Wang K, Turk Neuosurg. 2017)

・2027例のmeta-analysis（12 studies)では、死亡率、再発率は同等、TDCは手術不成功率が高いが、一方で長期治癒率は高い
(Xu CS. Eur Rev Pharmacol Sci 2017)

・34829例の大規模なmeta-analysisでは、ベッドサイドでの**TDCは比較的安全で、効果的なfirst line option**であると述べている
(Almenawer SA. Ann Surg.2014)

手術手技・周術期管理　*Aoki et al. Jpn. J Neurosurg.(Tokyo) 2014*
侵襲の少ない慢性硬膜下血腫の治療
―経皮的硬膜下穿刺による「血腫と酸素の置換術」の実践的な手技―

青木　信彦[1]，岡田　隆晴[1]
1) 東京都保健医療公社多摩北部医療センター脳神経外科

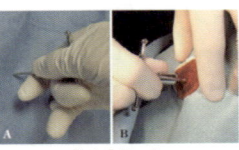

Fig. 3　Drill needle.
A : The way of grasping the drill needle. Note fingers contacting with the assumed scalp.
B : Perforation of the skull via a twist-drill technique using the drill needle, particularly effective in drilling of clockwise rotation.

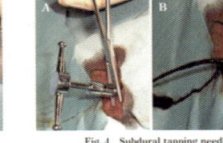

Fig. 4　Subdural tapping needle.
A : After fixation of the outer needle with a Pean, the inner needle is removed.
B : Liquid hematoma gushing out through the outer needle.

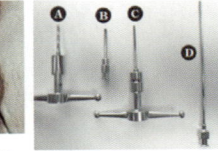

Fig. 1　Subdural tapping needle assembly
A : Drill needle.
B : Outer needle.
C : Inner needle.
D : Stylet needle.

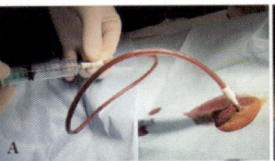
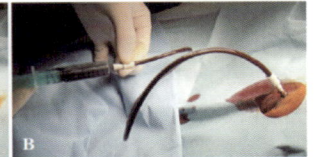

Fig. 6　Replacement of hematoma with oxygen
A : Injection of oxygen into hematoma cavity with a 10 ml colored syringe.
B : Aspiration of liquid hematoma with the same syringe.

CSDH: 再発時の対応 MMA塞栓術

・再発を繰り返す例や、再発の徴候を示す症例に**MMA塞栓術**を施行することで、再々発を予防できる可能性が示唆されている
(Hashimoto T, Surg Neurol Int.2013)

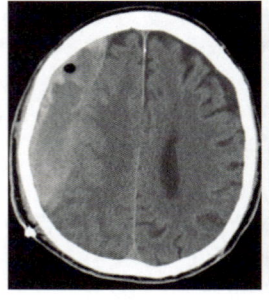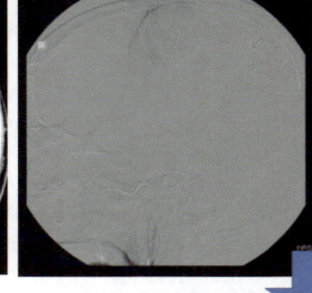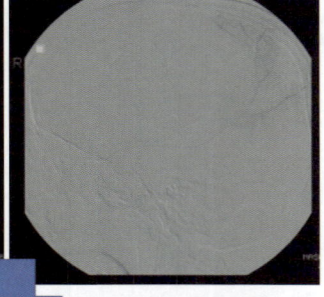
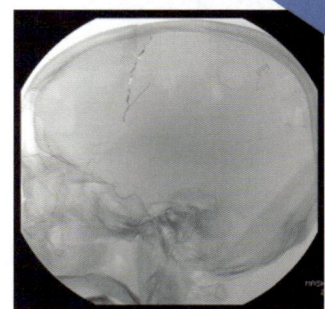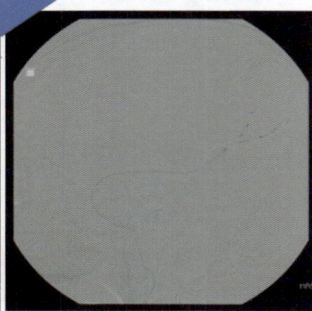

・初発時に72例でMMA塞栓を施行
無症候性の27例はMMA塞栓単独
　症候性の45例はMMA塞栓＋血腫除去
した結果、再発は1例のみであった
(Ban SP, Radiology 2018)

CSDH: 再発時の対応 内視鏡

・隔壁を有する多房性血腫に対しては、初回手術での根治性が低く、内視鏡を併用した観察もなされている

・穿頭血腫ドレナージ術のみでは治療困難と判断した症例に対して，硬性内視鏡を使用した血腫除去術を施行して，良好な経過を得た
(Ishikawa T. No Shinkei Geka 2017)

No Shinkei Geka, 45(8) : 667 - 675, 2017

研究 ◆ Original Article

多房性慢性硬膜下血腫に対する硬性内視鏡下血腫除去術の有効性の検討

石川 敏仁, 遠藤 勝洋, 遠藤 雄司, 佐藤 直樹, 太田 守

Neuro-Endoscopic Surgery for Multi-Lobular Chronic Subdural Hematoma

Toshihito ISHIKAWA, Katsuhiro ENDO, Yuji ENDO, Naoki SATO, and Mamoru OHTA

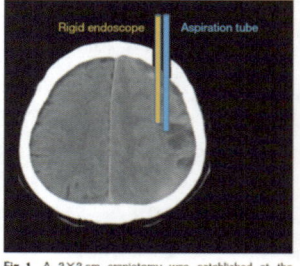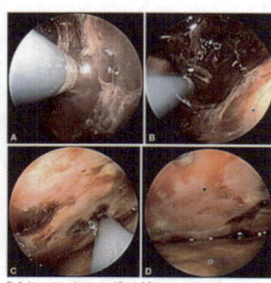

Fig. 1 A 3×3 cm craniotomy was established at the position where a rigid endoscope and aspiration tube would be able to reach most of the hematoma cavity in the longitudinal plane.

CSDH: 再発時の対応 開頭術

・器質化した厚い血腫、難治性硬膜下血腫に対して、開頭術による
membranectomy（被膜除去)が試みられることもある

・5369例の患者を含む17本の文献をreviewしたmeta-analysisでは、
mortality 3.7%, morbidity 6.9%, recurrence rate 7.6%で、穿頭術や被膜
除去を行わない開頭術と比べてmortality, morbidityは同等で、
recurrence rateは低いとされている。
(Sahyouni R World Neurosurg. 2017)

・一方で、大開頭による被膜除去は、高齢者にとっては、緊張性気脳症、
痙攣など依然mortality, morbidityが高いと述べている報告もある
(Mustafa B. Asian J Neurosurg. 2017)

CSDH: 再発時の対応 開頭術

3回目の再発時、MMA塞栓施行後血腫ドレナージも、再度再発。内膜は残存

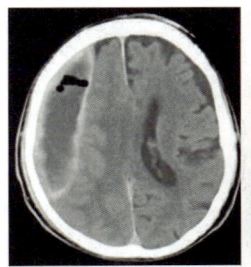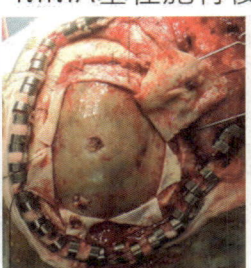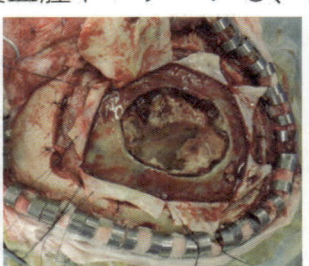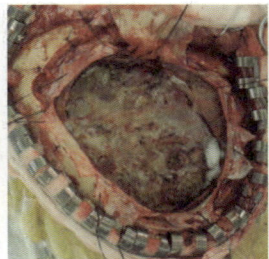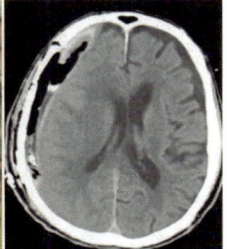

その後再度再発認め、内膜も除去。以後同側は再発なく経過

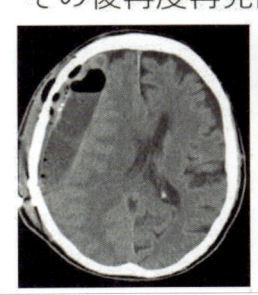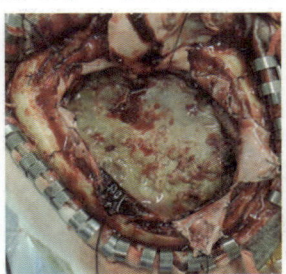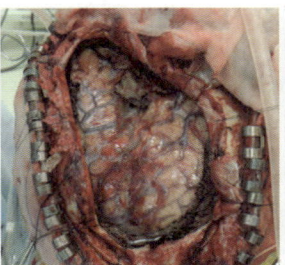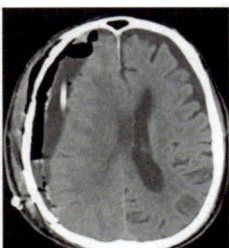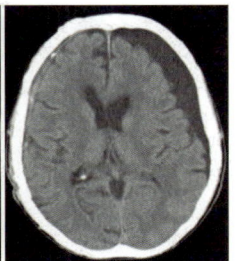

CSDH:内科治療

Effectiveness of Goreisan in Preventing Recurrence of Chronic Subdural Hematoma

Abstract

Background: Burr-hole irrigation surgery is now recognized as a widespread simple technique for the treatment of chronic subdural hematoma (CSDH). However, recurrence of CSDH is sometimes experienced after initial surgery. Recently, it has been reported that goreisan is effective in preventing CSDH recurrence. **Materials and Methods:** We studied patients with CSDH who received burr-hole irrigation at our hospital between January 2011 and December 2014. We divided these patients into three groups. The first group was given goreisan during the early phase after burr-hole irrigation. The second group was given goreisan when there was a visual tendency of recurrence, as observed in the course of computed tomography imaging for outpatients. The third group was not given any drug. **Results:** The recurrence rate was compared between each group. The recurrence rate was significantly lower in the early goreisan administration group (5% vs. 12%, P = 0.046). There was a decreased tendency of recurrence in the goreisan-administered group compared with the group that was not administered any drug, but this was not statistically different (6.1% vs. 12%, P = 0.082). The recurrence period in the goreisan-administered group was longer than that in the group that was not administered any drug (39.9 ± 12.1 vs. 27.45 ± 8.5, P = 0.017). **Conclusions:** Goreisan is effective in preventing recurrence of CSDH after burr-hole irrigation.

Keywords: Chronic subdural hematoma, goreisan, Kampo, recurrence

Shunsaku Goto,
Kyozo Kato,
Taiki Yamamoto,
Shinji Shimato,
Tomotaka Ohshima,
Toshihisa Nishizawa

*Department of Neurosurgery,
Kariya Toyota General Hospital,
Kariya, Japan*

Goto et al. Asian J Neurosurg 2018;13:370-4

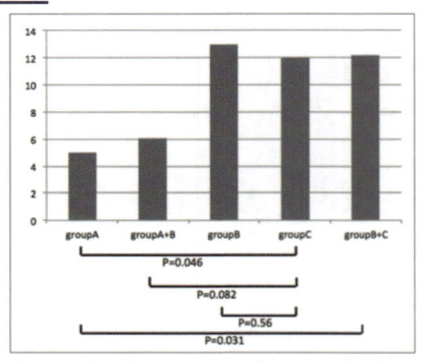

Figure 2: Comparison of recurrence rate of chronic subdural hematoma. Recurrence rate was significantly lower in the early goreisan administration group (Group A). There was a decreased tendency of recurrence in the goreisan-administered group (A + B) compared with the group that was not given any drug (C), but this was not statistically different

初回手術後に漢方薬である五苓散(ツムラ)を処方すると、再発率が低下する、再発までの期間が延びるなどと報告されている

五苓散
A群：術後早期に開始
B群：再発徴候が見られたら開始
C群：処方なし

CSDHの治療：まとめ

・慢性硬膜下血腫では、少量でも認知機能障害を呈しうるため、確実に診断すべき疾患である

・初回手術は、通常穿頭血腫ドレナージ術であるが、twist drill法も選択肢の一つである

・治療の特性上、再発率は低くない。再発時にはいくつかの治療オプションがあるが、難治例では考慮しても良いと思われる

Ⅷ　認知症診療に役立つ介護と社会保障の基礎知識

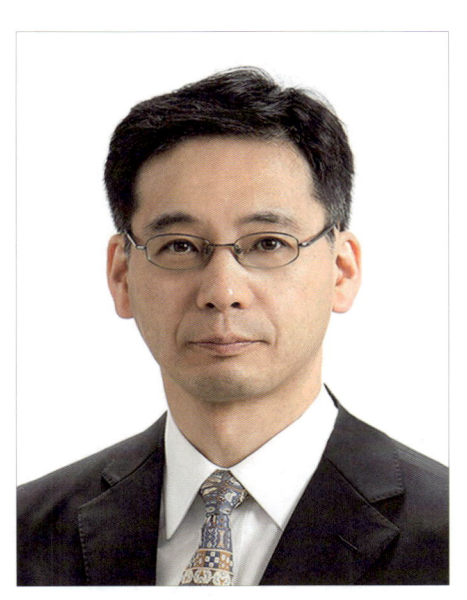

中　根　一

昭和 62 年 3 月　東京大学医学部医学科卒業
昭和 62 年 6 月　東京大学医学部附属病院脳神経外科
昭和 63 年 6 月　寺岡記念病院脳神経外科（福山，広島）
平成 3 年 2 月　都立墨東病院脳神経外科，救命救急センター
平成 6 年 4 月　帝京大学医学部付属病院脳神経外科，救命救急センター
平成 14 年 4 月　帝京大学医学部付属溝口病院 脳神経外科講師
平成 17 年 4 月　同　助（准）教授
平成 25 年 4 月　同　教授
平成 5 年　　　　ガレヌス賞（脳神経外科学会賞）受賞

第2回　日本脳神経外科認知症学会
”もの忘れ外来診療のためのエッセンシャル”講習会

認知症診療に役立つ 介護と社会保障の基礎知識

帝京大学医学部附属溝口病院
脳神経外科
中根　一

日本脳神経外科学会へのCOI自己申告を完了しています
本演題の発表に関して開示すべきCOIはありません

平成30年6月25日（日）
タワーホール船堀

はじめに

　認知症の多くは進行性であり、改善することはありません。

　認知症にかかわる医師は、この点を理解した上で、今後の患者さん、家族がこの疾患を可能な限りうまく乗り越えられるように誘導する必要があります。

　そのためには、社会保障制度を知ってそのことを家族に伝える必要があります。

　地域包括センターに任せることも可能ですが、介護職も知らないことがあるようです。

認知症診療にあたって

　物忘れ外来では、軽度認知障害、認知症が疑われた時には、次のことをチェックして下さい。
①介護申請しているか→要介護認定
②医療費負担（何割負担か）→自立支援医療
③年金をもらっているか→障害年金
④家族、介護者との関係はうまくいっているか→虐待
⑤金銭管理の問題→成年後見制度
⑥運転しているか→運転免許

医師を中心とした認知症と社会保障

- 主治医意見書 → 1. 要介護認定　　介護サービス利用
- 診断書 → 2. 自立支援医療　　医療費負担軽減
- 診断書 → 3. 障害年金　　生計維持
- 通報 → 4. 高齢者虐待防止法　　家族・介護職員より弱者を守る
- 診断書 鑑定書 → 5. 成年後見制度　　財産、権利を守る
- 届出 診断書 → 6. 運転免許　　免許返納

医師

１．要介護認定

- 介護保険制度は、本人の選択により、できる限り自立した日常生活を送ることができるように、必要な介護サービスを総合的且つ一体的に提供するシステム。
- この要介護或いは支援状態の程度を判定するのが、要介護認定で、保険者である市町村に設置される要介護認定審査会で判定される。
- 要介護認定は介護サービスの給付金に結びつくことから、その基準は全国一律に客観的に定めている。
- 介護サービスの必要度の判定は、コンピュータによる一次判定と、それを原案として保健医療福祉に関する学識経験者が行う二次判定の二段階で行う。

主治医意見書①

1．傷病に関する意見					
（1）診断名（特定疾病または生活機能低下の直接の原因となっている傷病名については1.に記入）及び発症年月日					
1.	発症年月日	（昭和・平成	年	月	日頃 ）
2.	発症年月日	（昭和・平成	年	月	日頃 ）
3.	発症年月日	（昭和・平成	年	月	日頃 ）
（2）症状としての安定性	□安定	□不安定	□不明		
（「不安定」とした場合、具体的な状況を記入）					

　　認知症は進行します。症状としての安定性は、「不安定」にし、「進行している」とか「進行の可能性あり」として下さい。

主治医意見書②

３．心身の状態に関する意見

（１）日常生活の自立度等について
・障害高齢者の日常生活自立度(寝たきり度)　□自立　□J1　□J2　□A1　□A2　□B1　□B2　□C1　□C2
・認知症高齢者の日常生活自立度　　　　　　□自立　□Ⅰ　□Ⅱa　□Ⅱb　□Ⅲa　□Ⅲb　□Ⅳ　□M

（２）認知症の中核症状（認知症以外の疾患で同様の症状を認める場合を含む）
・短期記憶　　　　　　　　　　　　　　　□問題なし　　□問題あり
・日常の意思決定を行うための認知能力　□自立　　　□いくらか困難　□見守りが必要　　　　□判断できない
・自分の意思の伝達能力　　　　　　　　□伝えられる　□いくらか困難　□具体的要求に限られる　□伝えられない

（３）認知症の周辺症状（該当する項目全てチェック：認知症以外の疾患で同様の症状を認める場合を含む）
□無　□有　{ □幻視・幻聴　□妄想　　□昼夜逆転　□暴言　□暴行　□介護への抵抗　□徘徊
　　　　　　 □火の不始末　□不潔行為　□異食行動　□性的問題行動　□その他（　　　　　　）

（４）その他の精神・神経症状
□無　□有　〔症状名：　　　　　　　　　　　専門医受診の有無　□有（　　　　　　）□無〕

何らかのミスが目立てば「Ⅱ」以上。
服薬管理ができなければ「Ⅱb」です。
尿失禁あれば「Ⅲ」以上
抗精神病薬を使うような状況は「M」

その他の精神・神経症状には、失認、
失見当識、失語、失行など

主治医意見書③

５．特記すべき事項
　　要介護認定及び介護サービス計画作成時に必要な医学的なご意見等を記載して下さい。なお、専門医等に別途意見を求め
た場合はその内容、結果も記載して下さい。（情報提供書や身体障害者申請診断書の写し等を添付して頂いても結構です。）

認知症の程度、「〜のため常に見守りが必
要」、「進行予防のため、デイサービスが必
要」「ADL維持のためリハビリテーションが
必要」等、具体的な内容を記して下さい。

年間の薬代

	規格	1日量	薬価	年間薬価	1割負担	2割負担	3割負担
リバスタッチ イクセロン	18mg	1	415.1	151,512	15,151	30,302	45,453
レミニール	8mg	2	179.8	131,254	13,125	26,251	39,376
	12mg	2	226.9	165,637	16,564	33,127	49,691
アリセプト	5mg	1	265.4	96,871	9,687	19,374	29,061
	10mg	1	473.3	172,755	17,275	34,551	51,826
塩酸ドネペジル	5mg	1	138.1	50,407	5,041	10,081	15,122
		1	73.9	26,974	2,697	5,395	8,092
	10mg	1	242.8	88,622	8,862	17,724	26,587
		1	135.5	49,458	4,946	9,892	14,837
メマリー	20mg	1	430.4	157,096	15,710	31,419	47,129
アリセプト10 ＋メマリー20			903.7	329,851	32,985	65,970	98,955

２．自立支援医療（精神通院）

・保健所で申請します。

・所得に応じて、認知症治療・検査にかかる医療費に上限が設定されます。

・認知症に関しては、かかりつけ医と検査をする専門病院の二つの医療機関、ひとつの調剤薬局を登録できます。

・指定自立支援医療機関の申請が必要です。

自立支援医療診断書
自立支援医療費の支給認定判定指針

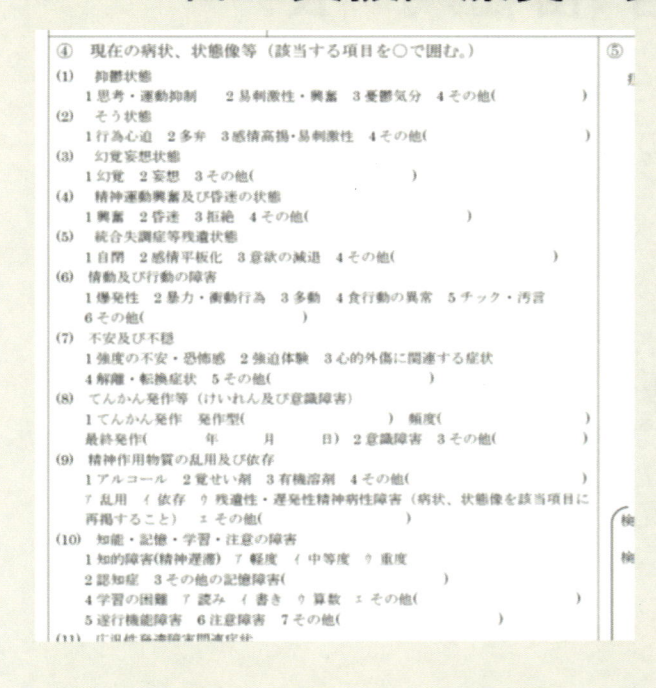

9. 知能障害

精神遅滞及び認知症については、易怒性、気分変動などの情動の障害や暴力、衝動行為、食行動異常等の行動の障害等を伴い、継続的な通院による精神療法や薬物療法を必要とする場合に、精神通院医療の対象となる。

具体的には、（6）情動及び行動の障害を記載します。

精神障害福祉手帳

1級　精神障害であって、日常生活の用を弁ずることを不能ならしめる程度のもの（概ね障害年金1級に相当）

2級　精神障害であって、日常生活が著しい制限を受けるか、又は日常生活に著しい制限を加えることを必要とする程度のもの（概ね障害年金2級に相当）

3級　精神障害であって、日常生活若しくは社会生活が制限を受けるか、又は日常生活若しくは社会生活に制限を加えることを必要とする程度のもの（概ね障害年金3級に相当）

精神障害福祉手帳

・全国一律に行われているサービス

公共料金等の割引：ＮＨＫ受信料の減免

税金の控除・減免：所得税、住民税の控除、相続税の控除、自動車税・自
　　　　　　　　　動車取得税の軽減（手帳1級の方）

その他：生活福祉資金の貸付など

・地域・事業者によって行われていることがあるサービス

公共料金等の割引：鉄道、バス、タクシー等の運賃割引、携帯電話料金の
　　　　　　　　　割引、上下水道料金の割引、心身障害者医療費助成、公
　　　　　　　　　共施設の入場料等の割引

手当の支給など：福祉手当、通所交通費の助成、軽自動車税の減免

その他：公営住宅の優先入居

川崎市では、1級では外来診療費が無料になります。

３．障害年金

　障害年金は、初診日に加入していた年金制度によって、受給できる年金が異なります。

　厚生年金に加入していた場合、障害基礎年金に加えて、障害厚生年金も受給できます。

４．高齢者虐待防止法①

高齢者虐待の防止、高齢者の養護者に対する支援等に関する法律

- 対象の「高齢者」とは65歳以上（介護を要しない者も含む）で、「養護者」とは家族など高齢者を現に養護する者
- 「高齢者虐待」として、養護者や養介護施設・養介護事業等の従事者などによる、(1)身体的虐待、(2)ネグレクト（著しい減食・放置、養護者以外の同居人による虐待行為の放置）、(3)心理的虐待、(4)性的虐待、(5)経済的虐待（高齢者の財産を不当に処分したり、不当に財産上の利益を得ることで、親族による行為も該当）、の5つを規定。

高齢者虐待防止法②

高齢者虐待の防止、高齢者の養護者に対する支援等に関する法律

- 虐待を発見した者は市町村に速やかに通報する努力義務があり、特に養介護施設、病院、保健所、医師、保健師、弁護士などは虐待の早期発見に努めなければならない。
- 地域包括支援センターに連絡。

5．成年後見制度

- 認知症で、理解・判断能力に支障を来してくると、自分の財産の管理・処分が適切にできなくなる。このため、後見人を置いて、その補助・保佐・後見等をすることができます。
- 診断書作成、裁判所に要求されれば、鑑定書を作成します。
- 成年後見制度における鑑定書書式《要点式》があります。

成年後見の手続き

- 申請方法：本人の住所地の家庭裁判所に後見開始の審判等を申し立てる 。地域包括支援センターなどが仲介。
- 審理期間：申立てから成年後見等の開始までの期間は，４か月以内
- 費用：申立手数料（収入印紙）　800円

　　　　登記手数料（登記印紙）　4，000円

　　　　鑑定料　10万円以内　（診断書等）

成年後見制度における診断書①

2 医学的診断
診断名

所見 （現病歴，現在症，重症度，現在の精神状態と関連する既往症・合併症など）

備考 （診断が未確定のときの今後の見通し，必要な検査など）

　　診断名と、所見として、いつ頃からどのような症状
があるかなど。画像診断なども検査項目として記載。

成年後見制度における診断書②

3 判断能力についての意見 （下記のいずれかをチェックするか，（意見）欄に記載する）
□ 自己の財産を管理・処分することができない。
□ 自己の財産を管理・処分するには，常に援助が必要である。
□ 自己の財産を管理・処分するには，援助が必要な場合がある。
□ 自己の財産を単独で管理・処分することができる。
（意見）

判定の根拠 （検査所見・説明）

備考 （本人以外の情報提供者など）

　　HDS-R、MMSEなどの結果を記載し、判断能力の判定根拠に
ついて説明をする。例えば、「短期記憶の障害が顕著であり、
理解し判断をする能力が、著しく障害されている」等。

６．認知症の運転免許

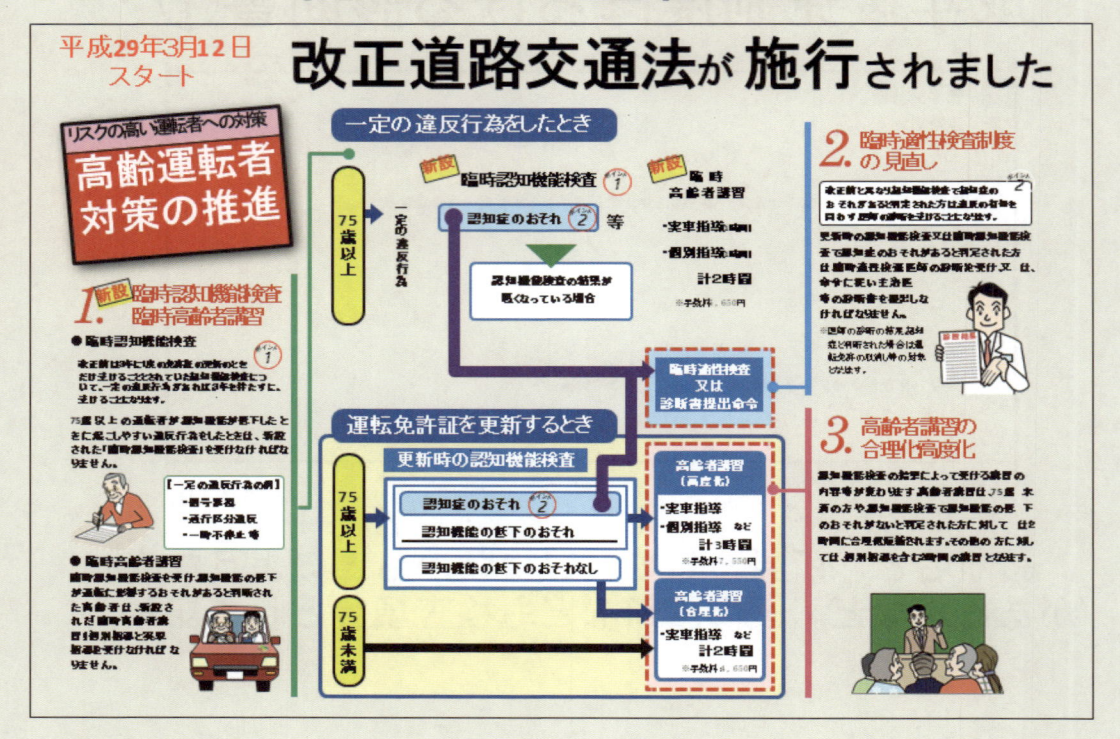

症　例　１

　83歳男性　運転免許更新で、認知機能検査を受けたところ「認知症のおそれ」であった。実車指導で褒められたため、免許は大丈夫だと思い、診断書提出命令を放置した。提出命令の期限が過ぎ、再度診断書提出命令が送られてきたため、慌てて受診した。

　神経心理学的検査では、軽度認知症レベルで、MRIでは海馬の萎縮を認めた。臨床診断では、軽度認知症となるため、診断書を提出すれば免許の停止または取り消しとなる。

症　例　2

87歳男性　運転免許更新で、認知機能検査を受けたところ「認知症のおそれ」で、診断書提出命令が送付されてきたため、診断目的で受診した。

来院時のHDS-Rは26点で、軽度認知障害レベル（計算と野菜の名前で失点）であった。教習所での認知機能検査の際、検査に関する教示がよく聞き取れなかったとのことだったので、再受験を促したところ、「認知機能の低下のおそれない」との判定であった。このため、診断書提出命令は失効した。

高齢運転者のための認知機能検査対策

①検査の問題は警察庁のホームページにあるので、本人、子供、孫にダウンロードしてもらって、練習しておきましょう。
②試験会場では、難聴の方への配慮が乏しいようです。補聴器を用意しましょう。
③3ヶ月以内（診断書提出期限）であれば、何度でも試験は受けられます。頑張って下さい。
④診断書提出命令は、放置して期限が過ぎると、2度目の提出命令が来ますが、今度は診断書を提出しないと自主返納できなくなります。

認知症高齢者の自動車運転に関する
専門医のためのQ&A集

Q2. 初期・早期のアルツハイマー型認知症やレビー小体型認知症で抗認知症薬を投与し有効であった場合など，病状が改善していることも考えられます．このようなケースでは診断書は認知症で構わないでしょうか？

【A】この場合、認知症として診療を行っていることから、診断書も認知症となります。またコリンエステラーゼ阻害剤、NMDA受容体拮抗薬などの添付文書では、機械類や運転を控えるようにとの記載があるため、適切な薬物使用の説明責任があることにもご留意下さい。

認知症高齢者の自動車運転に関する
専門医のためのQ&A集

Q3.（軽度認知障害と診断した時など、非認知症の診断名で）診断書を作成した患者が事故を起こした場合、作成した医師に法的責任を問われることはないですか？

【A】臨時適性検査および診断書提出命令に係る診断書作成は医師により行われますが、免許取消し等は都道府県公安委員会において判断されます。公安委員会が判断するに際し、主治医の診断書により判断できない場合は、再度、専門医の判断を実施することがあります（警察庁丁運発第210号平成28年11月16日，警察庁交通局運転免許課長）。したがって、医師がその良心と見識にもとづき行った診断にもとづき作成した診断書について、診断書作成医師に刑事上の責任が生じることはありませんが、民法上の責任はこの限りではありません。